ÉTUDE

SUR LA

PATHOGÉNIE DES NÉVRALGIES

PAR

Louis QUERMONNE

Docteur en médecine de la Faculté de Paris.
Ancien externe des hôpitaux et de la clinique d'accouchement,
Médaille de bronze de l'Assistance publique,
Membre correspondant de la Société Anatomique de Paris.

PARIS

A. PARENT, IMPRIMEUR DE LA FACULTÉ DE MÉDECINE
A. DAVY, successeur
52, RUE MADAME ET RUE MONSIEUR-LE-PRINCE, 14

1884

ÉTUDE

SUR LA

PATHOGÉNIE DES NÉVRALGIES

PAR

Louis QUERMONNE

Docteur en médecine de la Faculté de Paris,
Ancien externe des hôpitaux et de la clinique d'accouchement,
Médaille de bronze de l'Assistance publique,
Membre correspondant de la Société Anatomique de Paris.

PARIS

A. PARENT, IMPRIMEUR DE LA FACULTÉ DE MÉDECINE

A. DAVY, successeur

52, RUE MADAME ET RUE MONSIEUR-LE-PRINCE, 14

—

1884

A LA MÉMOIRE DE MON PÈRE

A MA MÈRE

A TOUTE MA FAMILLE

ÉTUDE

SUR LA

PATHOGÉNIE DES NÉVRALGIES

Malgré les récents et importants travaux entrepris sur les maladies du système nerveux, la question des névralgies est loin d'être complètement résolue.

Si l'on parcourt les auteurs les plus autorisés sur ce sujet, l'on est tout étonné d'y trouver de nombreuses divergences d'opinion, surtout en ce qui concerne la pathogénie de cette affection.

Ayant eu, pendant notre externat à la Salpêtrière, l'occasion d'observer quelques cas intéressants de névralgie, nous avons été amené à étudier spécialement ce point de la pathologie nerveuse pour en faire le sujet de notre travail.

Nous n'avons pas la prétention de venir résoudre cette question délicate et si controversée. Nous voulons simplement exposer les théories les plus en vue et les discuter. A défaut d'observations personnelles suffisantes, nous réunirons les faits intéressants cités par les auteurs; par ce moyen, nous espérons pouvoir établir l'état actuel de la question et y mettre un peu de clarté.

Etudier la névralgie en général serait un champ trop vaste; nous avons été forcé de nous restreindre et de n'aborder qu'un côté du sujet.

La pathogénie est sans contredit le point resté le moins connu; c'est ici que nous rencontrons les théories les plus diverses et les lacunes les plus nombreuses; c'est donc à ce chapitre que nous limiterons notre travail.

Nous remercions notre excellent maître, M. le professeur Charcot, d'avoir bien voulu accepter la présidence de notre thèse, et nous sommes heureux de lui exprimer ici notre reconnaissance pour la bienveillance qu'il nous a toujours témoignée.

Notre excellent ami, M. le docteur Ch. Féré, nous a procuré d'intéressantes observations et nous a fourni de précieuses indications pour nos recherches; qu'il reçoive ici l'expression de notre gratitude.

INTRODUCTION

DIVISION DU SUJET

Toute névralgie est caractérisée par une douleur siégeant sur une partie plus ou moins considérable d'un cordon nerveux, que cette douleur soit provoquée par une pression, un mouvement, ou qu'elle naisse spontanément.

Mais cette douleur nécessaire pour constituer la névralgie n'est pas la maladie elle-même. Nous sommes loin du temps où Valleix considérait toute névralgie comme un simple trouble fonctionnel et n'admettait aucune lésion du système nerveux.

L'idiopathie doit, selon nous, être exclue de toute description de la névralgie, et c'est à tort que certains auteurs persistent, de nos jours, à vouloir nous montrer des formes essentielles. Ce que nous appelons névralgie est un symptôme que l'on peut rencontrer dans une foule d'affections diverses ayant pour siège un point quelconque du système nerveux. Si nous ne pouvons comprendre une névralgie sans douleur, il ne s'ensuit pas que cette douleur fasse à elle seule les frais de la maladie; elle est toujours subordonnée à une altération plus ou moins considérable de la partie sensitive des nerfs ou des centres.

Tripier (1) ne veut pas admettre cette névralgie sans lésion, cet effet sans cause; aussi, pour bien marquer la différence qui doit exister entre la névralgie, telle qu'elle était comprise autrefois, et la névralgie telle qu'on doit l'envisager aujourd'hui, cet auteur avait-il conseillé de lui substituer le terme *algie*.

Si maintenant nous examinons le sujet à un autre point de vue, nous constatons que la douleur, qu'elle soit continue ou intermittente, reste tantôt cantonnée sur le trajet d'un nerf, tantôt s'irradie dans plusieurs rameaux ou même plusieurs troncs, occupe toute une région d'un membre ou même le membre en entier. Quelquefois encore la douleur occupe deux membres dans des régions symétriques. Il est certain que ces manifestations diverses indiquent des états dissemblables.

S'il est rationnel d'admettre, lorsqu'un seul rameau est atteint, que la cause, la lésion ait son siège sur ce rameau, il faudra faire remonter plus haut l'altération à mesure que la douleur sera plus diffuse et occupera, en même temps, des rameaux plus ou moins éloignés les uns des autres.

On arrivera de cette façon à localiser la lésion nerveuse, d'abord dans les troncs, puis dans les plexus, les racines et enfin dans les centres. Cette localisation centrale nous paraît évidente quand il s'agit de certaines névralgies doubles, symétriques. Mais en vertu de la loi des sensations rapportées à la périphérie (proposition

---

(1) Tripier. Pathogénie d'une classe peu connue d'affections douloureuses. Archives gén. de médecine, 1869.

de Müller), que le point de départ soit central, plexique ou ramellaire, la névralgie paraîtra toujours avoir son siège vers les téguments.

Nous venons de dire que toute névralgie est accompagnée, ou, plus exactement, est déterminée par une lésion. Quelle est la nature de cette lésion ?

Nous pensons qu'elle est extrêmement variable et le plus souvent non appréciable. Les autopsies ne sont pas assez nombreuses pour qu'on puisse en déduire des connaissances précises; disons même que, la plupart du temps, lorsqu'on a pu examiner le nerf incriminé, il a été impossible d'y découvrir une lésion. Doit-on en conclure que l'altération n'existe pas? Une telle négation est tout au moins fort risquée, car on peut admettre que la modification anatomique, légère pendant la vie, a disparu après la mort. Nous avons des exemples de cette disparition sur le cadavre des phénomènes anatomo-pathologiques, quand on étudie l'éruption de la rougeole et de la scarlatine. Donc, si l'on admet, comme beaucoup d'auteurs l'ont soutenu, que la névralgie est fréquemment due à une congestion, il est naturel de croire qu'après la mort, l'hyperhémie a disparu et qu'on ne trouve aucune altération du nerf. Les troubles vaso-moteurs considérés comme la cause de certaines névralgies (congestion, anémie) doivent cependant produire un trouble matériel passager, soit par excès, soit par défaut de nutrition.

Nous essayons de prouver plus loin qu'il existe des névralgies ayant une origine centrale. Or, dans ce cas, ce n'est plus dans le nerf qu'il faut rechercher une lésion, c'est dans la substance cérébrale ou médullaire ou dans les racines du nerf. Si les auteurs qui défendent la théorie des névralgies exclusivement périphériques avaient poussé plus loin leurs investigations, avaient suivi le nerf jusqu'à son noyau d'origine, ils auraient peut-être trouvé une lésion.

Mais, supposons encore que les nerfs, les plexus et les centres aient été examinés minutieusement, et que, malgré cette étude approfondie du système nerveux, on n'y ait découvert aucune modification pathologique; pourra-t-on en conclure que la lésion fait défaut? Nous ne le croyons pas; l'histologie n'a pas dit son dernier mot; et si nos moyens d'investigation par ce procédé ne nous permettent pas encore d'arriver à des résultats complets, nous sommes persuadés que, dans un avenir plus ou moins éloigné, les perfectionnements du microscope amèneront les histologistes à découvrir des altérations pathologiques là où nous ne trouvons aujourd'hui que des tissus normaux.

Nous sommes donc amenés à reconnaître que l'anatomie pathologique des névralgies est encore fort incomplète. Toutefois, si l'on peut avancer que dans cette affection les lésions, la plupart du temps, nous sont inconnues, l'on ne pourrait affirmer qu'elles n'existent pas. Nous avons, du reste, des faits qui nous permettent d'établir l'existence de véritables altérations sur le trajet des nerfs. Un rameau nerveux atteint de névralgie ancienne est sectionné; la douleur disparaît complètement pour ne plus revenir; le nerf est examiné au microscope, et il présente des lésions nettes dont nous parlerons plus loin.

Ce simple fait semble donner raison aux auteurs qui prétendent voir dans les névralgies une affection d'origine périphérique ; en même temps il combat la théorie de ceux qui n'admettent pas de lésions dans la névralgie.

Mais voici un autre nerf qui est également le siège de douleurs névralgiques ; tous les traitements connus ont été institués sans donner de résultat. On se décide à faire la section du nerf aussi haut que possible, et, malgré cette opération, la douleur persiste. Les auteurs qui défendent la théorie centrale s'emparent de ce fait et disent : la névralgie n'est pas d'origine périphérique puisque la section du nerf, siège présumé de la lésion, n'a pas fait cesser la douleur ; il faut remonter plus haut et voir dans les centres l'origine de la maladie.

Nous nous trouvons donc en présence de deux théories bien tranchées : 1° Les névralgies sont d'origine exclusivement périphérique ; 2° les névralgies sont d'origine exclusivement centrale.

Nous pensons qu'entre ces deux classes complètement opposées, il y a place pour une troisième ; ne pourrait-on pas admettre des névralgies ayant leur point de départ dans une région intermédiaire, c'est-à-dire au niveau des plexus et des paires nerveuses dans leur trajet extra-rachidien ? Cette division nous paraît assez justifiée par la disposition spéciale de cette partie de l'appareil nerveux et par les conséquences qui en résultent au point de vue des irradiations périphériques. La lésion siège-t-elle en effet sur un point quelconque du trajet d'un nerf, il y aura délimitation exacte de la douleur à la partie de ce nerf située au-dessous du point altéré, et à ses divisions. S'agit-il au contraire d'une altération au niveau d'un plexus ou d'une paire ? En vertu des anastomoses nombreuses et variables qui existent à ce niveau, il en résultera que les irradiations douloureuses se manifesteront dans plusieurs nerfs à la fois. Dans le premier cas, il y avait délimitation exacte ; dans la seconde hypothèse, au contraire, il y a diffusion et irrégularité.

Nous sommes ainsi amené à diviser notre sujet en trois parties :

1° Névralgies ayant leur origine dans les nerfs périphériques;

2° Névralgies ayant leur point de départ dans les plexus et les paires nerveuses (partie extra-rachidienne);

3° Névralgies d'origine centrale (intra-crâniennes ou intra-rachidiennes).

CHAPITRE PREMIER.

NÉVRALGIES AYANT LEUR ORIGINE DANS LES NERFS PÉRIPHÉRIQUES.

Expliquons d'abord ce que nous entendons par nerfs périphériques. Valleix n'admet que les névralgies périphériques, c'est-à-dire celles qui affectent les nerfs depuis leur sortie du trou de conjugaison jusqu'à leur terminaison dans les téguments. Pour lui, le mot périphérique comprend et les nerfs proprement dits et le plexus qui leur donne naissance. En d'autres termes, névralgie périphérique est l'opposé de névralgie centrale sans qu'il y ait d'intermédiaire entre ces deux espèces distinctes. Quant à nous, ainsi que nous l'avons déjà expliqué, nous admettons cet intermédiaire ; nous faisons une division spéciale pour les névralgies des plexus et des paires. Lorsque nous parlerons des nerfs périphériques, nous entendrons par là les nerfs proprement dits, la partie du système nerveux située en dehors des plexus et comprise entre eux et les téguments.

Il faut arriver jusqu'à Cotugno (1) pour trouver une étude importante et vraiment scientifique de la névralgie. Cet auteur différencie bien la douleur due à la lésion du nerf des autres douleurs qui siègent au niveau de la racine du membre inférieur (ischias nervosa).

(1) Cotugno. Commentarius de ischiade nervosa. Neapoli, 1765.

Mais il ne se contente pas de parler de la sciatique (ischias nervosa postica), il fait également mention de la névralgie crurale (ischias nervosa antica). Pour cet auteur la douleur névralgique est due à une lésion du nerf, déterminée par l'œdème (nervus fit hydropicus).

Ajoutons que Cotugno fait le premier mention de la névralgie cubitale, se basant sur la ressemblance qui existe entre le cubital derrière l'épitrochlée et le sciatique au creux poplité.

Les névralgies limitées (périphériques selon nous) sont considérées par Valleix (1) comme très rares. Cet auteur s'élève contre les prétentions de Chaussier qui croit pouvoir décrire un grand nombre de névralgies bornées à une seule branche nerveuse, à une seule division du nerf principal : « Il semble, dit-il, d'après ces divisions si tranchées que la maladie affecte uniquement les divisions nerveuses secondaires ; mais l'observation nous apprend qu'il n'en est pas ordinairement ainsi ; que le plus souvent, plusieurs de ces divisions secondaires sont affectées à la fois, et que, lorsqu'on pousse l'examen aussi loin que possible, on parvient presque toujours à retrouver la douleur dans le tronc nerveux lui-même, ou dans le plexus qui produit les branches principales atteintes. » Et plus loin le même auteur ajoute : « Il est cependant des cas dans lesquels la névralgie est parfaitement bornée à un seul rameau. » Comme on le voit, la plupart du temps, selon Valleix, la maladie réside dans les plexus, et ses assertions sont confirmées

____

(1) Valleix. Traité des névralgies. Paris, 1841, p. 655.

par les observations qu'il cite et dans lesquelles les douleurs sont diffuses, affectant plusieurs nerfs à la fois. Il
pense au contraire, que les névralgies limitées sont
rares, car chaque fois que *la lésion* du nerf sera évidente
il ne s'agira plus de névralgie. Nous pensons que dans
bon nombre de cas cités par l'auteur, il n'y a pas plus
localisation dans les plexus que vers la périphérie. La
diffusion en effet ne s'observe pas seulement par suite
de l'irritation des plexus ; elle sera aussi bien produite
lorsque le processus pathogénique siégera dans les
parties centrales. Quoi qu'il en soit, l'auteur, à cause de
cette dissémination de la douleur, est amené à désigner
le plus souvent les névralgies par des termes généraux :
névralgies cervico-brachiales, lombo-abdominales, fé-
moro-poplitées, etc... sans indiquer de subdivisions.
Chaussier (1), au contraire, semble considérer les névralgies comme des maladies ordinairement bien limitées à un nerf ou à un rameau nerveux (névralgie cubitale, cubito-radiale, cubito-digitale, ilio-scrotale, etc.).
Ce sont ces dernières névralgies qui correspondent à la
division que nous avons adoptée et que nous étu-
dions : origine périphérique.

Frank décrit aussi une névralgie bien limitée affectant exclusivement la sphère du radial ; mais cet auteur
ne parle que par analogie, il n'a pas d'observations, il
n'est arrivé à cette conception de la névralgie radiale
qu'en faisant un rapprochement anatomique entre ce
nerf et le crural.

Hasse est encore plus précis relativement aux névral-

(1) Chaussier. Tableau synoptique des névralgies, 1882.

gies du membre supérieur et il établit cinq subdivisions : névralgies de l'épaule, du bras, du cubital, du radial et des extrémités digitales.

Citons encore le Dr Van Lair (1) qui établit trois classes dans les névralgies idiopathiques : 1° névralgie ramellaire ayant pour point de départ les troncs nerveux ; 2° névralgies tégumentaires affectant les extrémités périphériques ; 3° névralgies centrales.

Benedikt (2) admet toujours dans la névralgie une névrite légère ; il en est de même de M. Cartaz (3) qui pense que les filets et réseaux terminaux sont fréquemment le siège de névrite dans le cas de névralgie fonctionnelle.

De cet exposé succinct que résulte-t-il ? C'est que les auteurs admettent bien réellement des névralgies périphériques en dehors des névralgies des plexus et des centres. Ces dernières sont plus fréquentes, il est vrai, et il semble que ce soit à cause de cette fréquence que les névralgies limitées passent souvent inaperçues. Elles ont cependant, en plus de leur localisation spéciale, des caractères symptomatiques qui les font facilement distinguer. La plupart du temps ces névralgies tendent à s'éterniser, elles ne sont pas mobiles, mais *tenaces*. Outre la douleur venant par accès, elles sont accompagnées d'une douleur *sourde, continue*, siégeant sur le tronc du nerf lui-même. Ce sont, en un mot, dans un

(1) Van Lair. Des névralgies. Journal de méd. de Bruxelles, 1865.

(2) Benedikt. Ueber Neuralgien. Wochensch. der Wiener Aerzte, 1867.

(3) Cartaz. Des névralgies au point de vue de la sensibilité récurrente. Th. Paris, 1875.

grand nombre de cas des *névralgies-névrites*, et ce qui détermine à le croire, c'est que dans les cas où le nerf est naturellement assez gros et superficiel, on peut fréquemment constater son augmentation de volume relativement à celui du côté opposé.

Les mémoires de Lasègue et de M. Landouzy, sur la sciatique, doivént être rappelés ici ; après les avoir analysés, nous tâcherons de prouver que la maladie du nerf du membre inférieur peut se retrouver dans d'autres régions. Nous allons, en un mot, essayer de montrer que l'épithète grave ou névralgie névrite appliquée par ces auteurs à la sciatique, peut aussi bien être attribuée à d'autres nerfs, tels que le cubital, le trijumeau, etc.

Lasègue (1), après avoir examiné les idées de Cotugno sur la sciatique, les compare aux idées de Valleix, qui sont complétement opposées ; l'auteur italien considérant la lésion du nerf (distension du névrilème par un excès de liquide) comme cause de la douleur ; l'auteur français assimilant la sciatique aux autres névralgies décrites par lui, c'est-à-dire en faisant un simple trouble fonctionnel sans lésion aucune du nerf. De même que Cotugno, Lasègue voit dans la sciatique une *maladie* du nerf ; il en reconnaît deux formes cliniques : sciatique bénigne, et sciatique grave.

Dans sa forme *bénigne*, la sciatique présente les caractères des autres névralgies ; il n'y a donc rien de

—————

(1) Lasègue. Considérations sur la sciatique. Arch. gén. de méd., 1864.

nouveau à signaler de ce côté. La forme *grave*, au contraire, a une allure spéciale, des symptômes et des complications qui la font différencier facilement. Le début, dit Lasègue, en est lentement progressif; ce qui domine, c'est la *douleur continue*, moitié engourdissement, moitié douleur sub-aiguë. Elle occupe une portion plus ou moins considérable du trajet du nerf. Dans les cas cités par l'auteur, sa limite inférieure est le creux proplité ; elle n'a pas été observée au niveau des divisions du nerf dans la jambe : la partie postérieure de la cuisse en est le siège presque exclusif. C'est dans ces cas de sciatique grave que l'on constate une atrophie plus on moins marquée des muscles de la cuisse. Le passage suivant indique assez quelle importance l'auteur attachait à l'altération du nerf : « Cette douleur sourde et constante, appartenant en propre à la sciatique, fournit à mon sens la plus sûre donnée du pronostic ; insignifiante dans la forme névralgique, elle acquiert dans la forme grave une tout autre valeur, et c'est elle qui doit principalement fixer l'attention. On n'assiste plus, dans les cas qu'elle caractérise, à une succession de douleurs hasardeuses, telles que les ont décrites Valleix et Romberg, mais à une *évolution morbide* : on voit le mal d'abord léger, s'accroître, s'aggraver ; la pression, de quelque nature qu'elle soit, devenir de plus en plus pénible. Comment se défendre, lorsqu'on suit pas à pas la marche du mal, de l'idée qu'il ne s'agit plus d'une douleur fonctionnelle, mais d'une altération du nerf lui-même ? Comment ne pas s'associer à l'idée mère du travail de Cotugno, sans s'associer aux aventures de son explication ? »

Il est donc bien évident, pour Lasègue, que le nerf sciatique présente des altérations dans la forme grave de la névralgie ; l'atrophie musculaire consécutive est en rapport avec cette lésion, et ne vient pas, comme certains auteurs l'ont prétendu, de l'immobilité du membre, puisque, dans quelques cas d'atrophie incontestable, les malades avaient continué leur travail et marché comme précédemment. — De quelle nature est cette altération ? L'auteur n'en parle pas. Mais, s'il y a lésion du nerf dans certaines formes de sciatique, n'est-il pas admissible que d'autres névralgies du tronc des membres, ou de la face, soient de même nature ? Pourquoi ce qui existe pour la sciatique ne se rencontrerait-il pas dans d'autres nerfs ? Cotugno, du reste, avait soutenu que la névralgie du cubital, quoique moins fréquente, était analogue à la sciatique (nervosa cubitalis ischias). Lasègue paraît partager l'idée de l'auteur italien lorsqu'il dit : « Mon opinion est que la sciatique n'est peut-être pas la seule maladie du nerf où il importe de tenir autant de compte de la sensibilité du tronc que des manifestations périphériques ; j'ai cité incidemment la névralgie rhumatismale du bras, j'aurais pu poursuivre l'analogie et apporter d'autres arguments cliniques. »

Le mémoire de M. Landouzy (1) est divisé en deux parties, ayant pour but chacune de nous prouver que l'atrophie musculaire consécutive à la sciatique est due à l'existence de troubles matériels du nerf.

(1) Landouzy. De la sciatique et de l'atrophie musculaire qui peut la compliquer. Archiv. gén. de méd., 1875.

Le premier chapitre est consacré à la médecine expérimentale et à l'anatomie pathologique ; tandis que le second nous montre la sciatique au point de vue clinique. Après avoir indiqué que l'atrophie musculaire est indépendante de la durée de la névralgie, et qu'elle ne peut être attribuée à l'immobilité du membre, après avoir démontré la fausseté de l'action réflexe déjà réfutée par Vulpian, M. Landouzy en arrive à admettre « que cette atrophie est due à des modifications de l'influence trophique de Waller, en vertu de laquelle les centres nerveux exercent sur les tissus, et en particulier sur les nerfs et sur les muscles une influence qui répond à leur nutrition physiologique. » Pour M. Charcot, comme pour M. Vulpian, il suffit que les relations des nerfs soient rompues, ou simplement diminuées pour qu'apparaissent les altérations atrophiques des muscles. L'atrophie musculaire se produira donc chaque fois qu'il y aura diminution de la perméabilité des nerfs. Et en quoi consiste cette imperméabilité ? « Elle résulte, le plus souvent, d'une altération du nerf revêtant un double caractère. Il se fait dans le cordon nerveux, parallèlement un travail d'atrophie et un travail d'irritation hyperplasique, en vertu duquel les éléments nobles s'atrophient et les éléments surajoutés se multiplient. » Et plus loin, en parlant de l'altération des rameaux innervant les muscles : « Son existence est certaine (l'altération) puisque cette lésion soupçonnée cliniquement de par les dystrophies a été reconnue histologiquement. »

Donc, dans certaines sciatiques accompagnées d'atrophie musculaire, le trouble matériel du nerf est incontestable ; et cependant ce ne sont pas toutes des névrites, car on n'y rencontre pas toujours les signes habituels de l'inflammation ; l'altération peut être caractérisée par la dégénération de la myéline et la disparition du cylindre-axe. L'auteur du mémoire va plus loin : « Si, dit-il, nous avions à faire connaître toute notre pensée, nous dirions que chez ceux de nos malades indemnes d'atrophie, aussi bien que chez nos dystrophiques, nous croyons à des troubles matériels. La différence tient simplement à la durée et au degré des troubles matériels. » — Les sciatiques sont donc divisées en deux groupes : les unes, sont des névralgies simples, les autres, déterminant des atrophies musculaires, se rapprochent de la névrite ; c'est la *sciatique-névrite*. Cette dernière correspond à la sciatique grave de Lasègue.

De cette analyse succincte, il résulte que, pour les deux auteurs, dans certains cas de sciatique, il y a bien réellement altération de la substance du nerf. M. Landouzy est encore plus affirmatif que Lasègue, puisqu'il admet la lésion, et pour la forme grave, *névralgie névrite* et pour la forme *simple*, la seule différence étant dans le degré des désordres matériels. Dans ces cas, c'est l'atrophie musculaire qui parait indiquer le degré d'altération, d'imperméabilité du nerf.

Il serait intéressant de connaître jusqu'à quel point le nerf malade peut être lésé sans produire l'atrophie secondaire des muscles. Nors ne pensons pas que jusqu'ici on ait précisé ce point important.

Nous citons ici une observation intéressante à plusieurs points de vue, et qui est bien conforme aux idées que nous venons de passer en revue.

OBSERVATION I (inédite).

Névrite sciatique rhumatismale. — Ulcération de la jambe. — Troubles trophiques.

M. G..., 22 ans, se présente à la consultation externe de M. Charcot, à la Salpêtrière, le 30 mars 1881.

Ce malade a déjà été examiné par MM. Denucé et Pitres, de Bordeaux, et ces médecins tendraient à considérer la maladie comme une sciatique névrite. — M. G... a eu deux blennorrhagies longues ; pas de chancres, pas d'engorgement ganglionnaire dans l'aine. Toutefois, les médecins militaires croyant à la possibilité d'une cause syphilitique, ont prescrit un traitement spécifique, qui n'a, du reste, amené aucune amélioration.

Il y a huit mois, pendant son volontariat, et alors qu'il couchait près d'une fenêtre, le malade a ressenti des douleurs dans la partie postérieure de la jambe droite. Il est survenu ensuite des douleurs vagues dans tous les membres. La douleur de la jambe droite a disparu ; mais, quelque temps après, le malade souffrait dans la jambe gauche.

Début par le mollet ; la douleur est montée ensuite progressivement vers la cuisse et l'échancrure sciatique. Impossibilité de se soulever sur la pointe du pied gauche, ce que le malade peut faire à droite. Ce phénomène a été observé dès le début.

Les muscles du mollet gauche sont devenus flasques, très rapidement, en quinze jours.

Impossibilité de les contracter volontairement.

La jambe gauche présente une température moindre que la droite ; deux dixièmes de degré en moins, d'après ce qu'on lui a dit. Deux mois après le début de la maladie, une large ulcération s'est formée sur la partie interne de la jambe, au niveau de la partie moyenne. Cette ulcération est déchiquetée, un peu plus grande qu'une pièce de cinq francs. D'après ce que nous raconte le malade, elle aurait débuté par une pustule d'ecthyma. D'autres pustules sont apparues dans la même région, mais ne se sont pas ulcérées.

La douleur sciatique franche n'a duré que quinze jours. Maintenant, il reste une grande faiblesse du membre, qui est plus grêle que le droit.

Cette douleur survenait principalement la nuit, et empêchait le malade de dormir ; elle existait en dehors de tout mouvement et paraissait affecter le trajet du péronier quelques centimètres au-dessus de l'ulcération. On constate une sensibilité égale des deux côtés. Réflexes non modifiés.

L'examen électrique est fait le 31 mars, par M. Vigouroux.

Faradisation. — Réaction musculaire normale à gauche pour tous les muscles de la cuisse et de la jambe, excepté pour les jumeaux où elle est nulle.

Galvanisation. — Contractilité également nulle dans les jumeaux, mais probablement à cause du nombre insuffisant des éléments : la réaction des autres muscles de la cuisse et de la jambe est à peu près normale, mais un peu plus faible qu'à droite. Sensibilité électrique extrêmement diminuée au niveau des jumeaux gauches.

Ce qu'il y a d'intéresant dans cette observation, c'est d'abord le début de la névralgie au-dessous du creux poplité, puis la progression de la maladie par une marche ascendante vers la racine du membre. Ce simple fait suffirait à indiquer l'existence d'une névrite chez un individu ayant toutes les apparences d'un rhumatisant. L'atrophie musculaire consécutive est bien faite pour nous confirmer dans cette opinion. Enfin, ces troubles trophiques du côté de la peau ; pustules d'écthyma et ulcérations persistantes, semblent bien appuyer en faveur de la lésion du nerf, et peut-être consécutivement de son ganglion.

Voyons maintenant, si ce qui vient d'être dit pour le nerf sciatique peut être vrai pour d'autres nerfs. Nous ne reviendrons pas sur les idées des auteurs énoncées précédemment. Ils admettent, nous l'avons vu, l'existence de névralgies périphériques et ils en citent des observations par le membre supérieur. On pourrait rapporter des exemples de névralgies du nerf cubital, réfractaires à tout traitement, et suivies d'atrophie. Ces cas sont, il est vrai, plus rares pour les nerfs provenant du plexus brachial, que pour ceux qui émanent du plexus sacré; mais il·faut tenir compte ici des causes de refroidissement plus fréquentes sur les membres inférieurs. Remarquons en outre que, par endroits, le nerf sciatique est très superficiel, et que, par cela même, il est exposé plus que tout autre à subir les influences extérieures.

La thèse de M. Borne (1) nous représente pour le membre supérieur les indications que nous avons rapportées à propos de la sciatique. Cette étude historique et clinique très intéressante, conduit l'auteur à des conclusions qui confirment la théorie que nous soutenons. Parmi les symptômes, nous retrouvons les deux espèces de douleurs déja signalées : douleurs *continues, sourdes*, douleurs *aiguës, intermittentes*. Il existe également des troubles de nutrition, dans les cas de névralgies de longue durée, c'est-à-dire des atrophies musculaires. De là, la division suivante établie par l'auteur : 1° Névralgies franchement aiguës tendant à une guérison

(1) Borne. Étude historique et clinique sur les névralgies brachiales. Th. Paris, 1873.

prochaine. 2° Névralgies passant à l'état chronique, accompagnées d'atrophie et de parésie. De plus, les névralgies périphériques, peuvent occuper soit le plexus, soit telle ou telle branche terminale, avec ou sans irradiation. Nous retrouvons donc bien dans ces quelques mots la classification que nous avons adoptée : névralgies périphériques proprement dites, et névralgies des plexus.

L'auteur américain Weir Mitchell (1) a étudié spécialement les lésions des nerfs ; et la plupart des névralgies qu'il décrit sont d'origine traumatique. Ce médecin, attaché à un hôpital uniquement consacré aux maladies nerveuses contractées par les blessés, lors de la guerre de Sécession, est naturellement porté à considérer la névralgie comme ayant une origine périphérique. Un grand nombre des maladies observées par cet auteur étaient dues, quand elles n'avaient pas pour cause un traumatisme, principalement à l'action du froid. Mais Weir Mitchell ne s'est pas contenté de l'observation des malades, il a de plus expérimenté sur des animaux en provoquant le refroidissement ou même la congélation sur le trajet des nerfs. Beaucoup d'affections, selon lui, sont dues à la congestion, et il est certain qu'un bon nombre de maladies appelées fonctionnelles sont liées à cet état pathologique. Une congestion plus ou moins intense succède toujours au refroidisse-

(1) Weir Mitchell. Des lésions des nerfs et de leurs conséquences. Trad. Dastre, 1874.

ment ou à la congélation quand les tissus reviennent à leur température normale. Ce phénomène se produit aussi bien pour le cerveau, la moelle et les nerfs. L'examen des nerfs soumis à ces expériences indiquait, suivant le degré de refroidissement ou d'après le temps écoulé, tantôt une simple congestion, tantôt des extravasations sanguines ; quelquefois enfin, une inflammation plus ou moins avancée. Les névralgies, dans ces circonstances, reconnaissent donc bien une origine périphérique.

Malgré l'autorité des auteurs précédemment cités, malgré les preuves que nous avons essayé de mettre sous les yeux, s'il restait quelque doute sur la possibilité d'une lésion des nerfs périphériques, atteints de névralgie, on n'aurait, pour se convaincre de l'existence réelle de l'altération, qu'à jeter un coup d'œil sur les résultats thérapeutiques obtenus depuis quelques temps par les chirurgiens, dans le traitement des névralgies du trijumeau. Cette méthode radicale, consiste dans la résection, l'arrachement ou l'élongation du nerf malade, alors que tout traitement a précédemment échoué.

Schuh, de Vienne, ayant pratiqué la résection du nerf sous-orbitaire, pour une névralgie intense qui existait depuis quarante-un ans, il s'ensuivit une complète guérison. Le professeur Weld fit l'examen microscopique dont nous citons les résultats : (1) « Les

(1) In Rigal. Causes et pathogénie des névralgies. Th. d'agrég., 1872.

tubes nerveux n'ont pas la transparence normale, l'opacité est surtout remarquable dans un endroit où ils sont plus condensés ; ils contiennent de petites granulations ovoïdes et brillantes ; ces granulations sont assez abondantes pour troubler visiblement l'eau dans laquelle on déchire le nerf ; les cylindres-axes contiennent des granulations de même nature, assemblées par groupes ; en outre, on distingue dans quelques tubes nerveux des corpuscules plus grands, ronds, réfractant fortement la lumière, rangés symétriquement en ligne longitudinale sur les limites du tube nerveux ; des corpuscules semblables sont dispersés dans le tissu interstitiel, ils sont constitués par des sels calcaires, et se dissolvent dans l'acide chlorhydrique ; en somme, c'est une dégenérescence graisseuse et calcaire avancée des fibres nerveuses primitives, sous l'influence d'une inflammation antérieure. »

Il est certain que dans ces cas de névralgies limitées à un nerf exclusivement sensitif, comme le trijumeau, on n'a pas l'atrophie musculaire pour contrôler l'existence et la nature de la lésion. Les autres symptômes ne sont pas toujours suffisamment nets pour indiquer que l'on est en présence, soit d'une névrite, soit de toute autre altération. Il faut, pour se prononcer d'une façon complètement sûre, avoir entre les mains le nerf incriminé, et pouvoir en faire l'examen histologique. L'on peut alors affimer qu'il s'agit bien d'une altération siégeant sur le trajet du nerf, ou à défaut soupçonner une modification anatomique de son origine centrale, comme la chose est possible du reste; nous le verrons plus loin.

Nous citerons encore une observation probante de névralgie faciale, avec examen du nerf.

OBSERVATION II (par M. Tuffier) (1).

Névralgie faciale chez un vieillard édenté. — Mort. — Névrite du nerf dentaire inférieur.

Tambuté (Gabriel), âgé de 70 ans, entre le 27 décembre 1880, dans le service de M. Th. Anger, pour une tumeur du cou. C'est un vieillard assez fort, sans apparence de cachexie. Il y a huit mois, il fut pris d'une hémiplégie droite progressive (ramollissement cérébral).

Trois mois avant son entrée, apparaît, sans cause connue, une petite tumeur sur la partie latérale du cou...... M. Anger porte le diagnostic, kyste ganglionnaire, probablement suppuré...... L'opération est pratiquée le 5 janvier..... Guérison en cinq semaines..... Mais dès son entrée, le malade se plaignait d'une douleur intense occupant toute la région du maxillaire inférieur droit, douleur continuelle, fixe; sorte d'endolorissement entrecoupé d'irradiations extrêmement violentes dans toutes les régions de la face. La douleur est réveillée par la compression de la gencive. On pense d'abord à une névralgie faciale symptomatique de la tumeur. L'opération ne la modifie en rien. Examinant alors le maxillaire inférieur du malade, nous constatons qu'il n'existe plus une seule dent et que le bord gingival est dur et ratatiné.

En aucun point, on ne trouve ni racine dentaire, ni trace de périostite. Une seule racine d'incisive reste de ce côté, on l'arrache sans amener aucun soulagement et on porte alors le diagnostic: névralgie des édentés.

La douleur devenait de plus en plus violente. Tout le bord gingival est douloureux à la pression, et cependant le malade le serrait

(1) Tuffier. France médicale, 1881, t. I, p. 672.

constamment entre ses doigts, compression large qui, seule, peut le soulager. Les paroxysmes douloureux, qui cessaient pendant le sommeil, réveillent le malheureux tout à coup et lui arrachent des cris. Ils s'irradient du dentaire inférieur dans tous les filets du trijumeau. Le sulfate de quinine, la morphine, l'opium à l'intérieur, les émollients à l'extérieur n'amènent aucune amélioration ; l'appétit languit ; les douleurs sont si violentes que le malade refuse tout aliment. Privé de sommeil et de nourriture, il se cachectise et refuse tout traitement.

L'état de faiblesse dans lequel il se trouve fait hésiter à pratiquer la résection du nerf dentaire, et il meurt sans fièvre, sans accident nerveux, le 22 février 1881.

Voici les résultats résumés de l'autopsie : à gauche, le corps strié et la couronne rayonnante de Reil sont ramollis par petits foyers distincts, dont l'ensemble forme une série de lacunes. A droite, on trouve quelques petits foyers de ramollissement au niveau des corps striés. Les lésions des nerfs sont surtout intéressantes. La mâchoire inférieure, disséquée et désarticulée, montre, du côté du nerf dentaire inférieur droit, des altérations très remarquables, et d'autant plus faciles à apprécier que les nerfs des deux côtés peuvent être comparés. A gauche, le dentaire est blanc et de volume normal. A droite, il est rouge, très vascularisé, présente à sa surface des arborisations rouges, formant un réseau très serré. A son entrée dans le canal dentaire, on voit qu'il est plus gros, comme étranglé et beaucoup plus volumineux que du côté opposé. Cette vascularisation se prolonge aussi haut qu'il est possible de disséquer le nerf. En bas, le maxillaire est sculpté. Dans l'intérieur du canal, il est comme à l'étroit et plus rouge encore qu'au-dessus ; les filets au niveau du nerf mentonnier présentent les mêmes altérations. Au contraire, le nerf mylo-hyoïdien, depuis l'épine de Spix jusqu'à sa terminaison, est normal, blanc, sans augmentation de volume, en tout semblable à celui du côté opposé et tranche par sa couleur sur le tronc principal.

L'examen microscopique du nerf malade nous a montré, sur quatre dissociations faites tout de suite et après immersion dans l'acide osmique, coloration par le picro-carmin : les gaines de Schwann normales, le tissu conjonctif interfasciculaire un peu infiltré ; mais la myéline, sur la plupart des fibres, est nettement segmentée et granuleuse; à côté de ces faisceaux altérés des fibres absolument normales.

Comme on le voit, il s'agit bien ici d'une névrite et l'on ne peut mettre en doute l'origine périphérique de la névralgie. Dans le cas précédemment rapporté de Schuh, nous nous trouvons également en présence d'une névralgie symptomatique d'une névrite, mais la lésion est plus ancienne et le nerf présente des altérations irrémédiables qui justifient bien l'intervention chirurgicale. Nous pourrions, il est vrai, citer des observations ou l'on rapporte que la résection d'un nerf atteint de névralgie n'a pas amené la guérison, et invoquer ces cas pour défendre la théorie centrale. Ce n'est pas le moment de nous occuper de ces faits ; il nous suffit, pour l'instant, d'avoir montré que les névralgies d'origine périphérique ne sont pas une hypothèse, mais une réalité.

Nous tenons cependant à mettre sous les yeux une observation de névralgie sous-orbitaire où l'arrachement du nerf a été suivie de guérison sans que l'on puisse trouver dans son tissu aucune altération ni à l'œil nu ni au microscope.

Observation III (résumée).

Névralgie du nerf sous-orbitaire. — Arrachement. — Guérison. —
Par M. Blum (1).

Il s'agit d'une dame K..., âgée de 68 ans, souffrant depuis quinze ans d'une névralgie occupant tout le côté gauche de la face. Au

(1) Blum. Bull. et Mém. de la Soc. de Paris, 1882, p. 800.

début, les crises ne surviennent qu'au printemps et en automne, mais dans ces dernières années, elles ne laissaient aucun repos à la malade. Douleurs sourdes, profondes, continues. De plus, il y a des crises ou accès très violents venant soit spontanément, soit sous l'influence d'un mouvement. La malade rapporte le centre de cette douleur à la région malaire; de là, elle s'irradie vers le nez, l'œil, le menton, la tempe et le front, sans présenter aucune régularité dans ces diverses irradiations. La sensibilité du côté gauche de la face ne semble atteinte dans aucun de ses modes. Une pression assez forte fait reconnaître l'existence d'un point douloureux principal au niveau de la sortie du sous-orbitaire. Le côté droit est un peu hyperesthésié, mais il n'existe pas de point douloureux nettement circonscrit. L'arrachement est pratiqué le 15 octobre; la rupture a lieu à différents niveaux, car en sectionnant le nerf au niveau de sa pénétration dans les parties molles, on trouve une partie du nerf mesurant 20 millimètres, et d'autres faisceaux ayant 26 millim. de longueur.

Le nerf ne présente *aucune altération visible*, ni à l'œil nu ni au microscope. Aussitôt après son réveil, la malade annonce la disparition des douleurs qui, depuis cette époque, n'ont plus reparu.

Comment expliquer ce fait de disparition de la douleur après la section d'un nerf qui n'est pas le siège d'altération visible? Dans certains cas, la lésion d'un nerf peut exister sans que nous puissions encore la reconnaître par nos moyens d'investigation. Mais alors il s'agit d'une modification extrêmement ténue du tissu nerveux, et de plus, elle est passagère. Ici nous sommes en présence d'une névralgie datant de quinze années, et la douleur est *continue*. Il faut donc, ce nous semble, rejeter la possibilité d'une altération de la partie arrachée du nerf, car si la lésion existait réellement depuis si longtemps, elle ne serait pas restée à l'état pour ainsi dire latent, et par le microscope, du moins, comme dans les cas précédents, on pourrait la découvrir. Il serait plus vraisemblable d'admettre que la modification de structure siégeait sur les filets tout à fait périphériques, et que l'arrachement du rameau nerveux a déterminé la guérison, en supprimant toute communication avec les centres, et empêchant ainsi la transmission centripète de l'irritation périphérique. La partie du nerf réséquée, était douloureuse par suite d'une *irradiation ascendante*, ainsi que le fait a été plusieurs 'ois mentionné.

Les névralgies que nous avons étudiées jusqu'ici, sont dues, la plupart du temps, à des névrites ; par cela même elles ont un caractère de gravité assez marqué. Elles sont de longue durée, et quand elles siègent sur des nerfs mixtes, elles peuvent être accompagnées comme nous l'avons vu d'atrophie musculaire et même de parésie. Cependant, il faudra encore distinguer les phénomènes sub-inflammatoires des phénomènes franchement inflammatoires. Dans le premier cas, on aura des névralgies rémittentes, prolongées, subaiguës souvent, mais extraordinairement rebelles, amenant des troubles trophiques manifestes. Dans le second cas, on aura les caractères de la névrite vraie, dont la gravité est à tous égards plus grande; et dont les conséquences sont toujours à craindre (Besnier).

Mais, à côté de ces névralgies-névrites, on rencontrerait des cas moins graves dont le phénomène le plus apparent serait la congestion. Gubler surtout, a insisté sur cette fréquence des névralgies congestives. Nous avons vu aussi, précédemment, quelle importance Weir Mitchell accordait à la congestion des nerfs comme cause de production des névralgies, à la suite du refroidissement. M. Besnier considère les névralgies rhumatismales comme très fréquentes, et, selon lui, elles se relient à une congestion névrique ou périnévrique. Ces névralgies, dit-il, « communes éphémères, atteignent rapidement un paroxysme suivi lui-même, à très courte échéance, de la cessation complète des accidents. » M. Péchedimaldji (1), après avoir rejeté la dénomination de névralgies essentielles, ce qui voudrait dire névralgie sans lésion, défend la théorie de Gubler et admet une forme spéciale reconnaissant pour cause la congestion du névrilème. La dilatation des capillaires, dit-il, et par suite l'augmentation de volume et d'épaisseur du névrilème quelque légere qu'elle soit, peut occasionner des douleurs dans un tissu aussi sensible que le nerf.

Nous pensons, en effet, que la congestion joue un grand rôle dans la production des névralgies ; s'il est bon d'admettre une lésion nerveuse pour expliquer les phénomènes douloureux sur le trajet des nerfs, il ne faudrait pas cependant aller jusqu'à croire que cette altération doive être très avancée. La congestion simple est suffisante pour expliquer ces névralgies passagères, et souvent diffuses. Mais nous pensons que cette hyperhémie est le plus souvent localisée vers les centres, et tout en reconnaissant la possibilité d'une congestion

____

(1) Péchedimaldji. Des névralgies congestives. Th. Paris, 1867.

limitée à la périphérie, nous serions tenté de croire que ce phénomène est la plupart du temps secondaire et lié à des troubles vaso-moteurs. Il en serait de même de la névralgie par hyposthénie et anémie de Gubler. Nous reviendrons du reste sur ces points quand nous parlerons des névralgies d'origine centrale.

La compression a encore été invoquée avec raison pour expliquer certaines névralgies périphériques. Bastien et Vulpian ont montré par leurs expériences que la pression des nerfs sains a pour premier effet l'accroissement, et, pour effet secondaire, la diminution de l'excitabilité. Nous ne citerons pas toutes les tumeurs qui peuvent déterminer des irradiations douloureuses sur le trajet des nerfs, par la compression et l'irritation qu'elles produisent. L'on connaît l'influence manifeste et persistante de la présence des corps étrangers (pointe d'aiguille, éclat de bois) sur la provocation de ces phénomènes.

Les néoplasies formées dans le tissu même du nerf, et en particulier les névromes, ont été regardés fréquemment comme l'origine d'irradiations douloureuses. Cette manière de voir est certainement exagérée ; les névromes congénitaux principalement sont rarement le point de départ des névralgies. Quant aux névromes spontanés, surtout ceux qui sont situés vers la périphérie, ils paraissent avoir une influence plus manifeste ; on a remarqué, par exemple, que les tubercules sous-cutanées déterminaient assez souvent des phénomènes douloureux. Si la coïncidence de la névralgie et du névrome est relativement peu fréquente, il faut peut être en chercher la cause dans l'évolution lente de ces tumeurs ; le nerf s'accoutumerait pour ainsi dire petit à petit à cette compression. Donc, plus le développement de la néoplasie sera rapide, plus il y aura de chances de voir apparaître la névralgie. M. Hallopeau (1) pense que dans certains cas de névralgies lombaires et sciatiques, provoquées par les affections de l'utérus et des testicules, on pourrait invoquer la compression des nerfs correspondants par les ganglions lombaires ou pelviens tuméfiés. Mais il n'y a pas que les productions pathologiques qui soient capables de déterminer par compression des névralgies : les pressions venant de l'extérieur peuvent arriver au même résultat ; citons particulièrement l'influence de l'usage continuel des béquilles. Portal (2) rapporte un cas de névralgie par accumulation des matières fécales : une femme éprouvait de vives douleurs dans le gros orteil. Ces douleurs qui ne purent être calmées par des injections, cédèrent brusquement après une selle abondante. Plus tard on eut l'occasion de faire l'autopsie ; on reconnut que le colon iliaque était comprimé par la dernière fausse côte déplacée, cette femme ayant une déviation de la colonne vertébrale. Il en résultait une accumulation fréquentes des matières fécales, et de là, une compression des nerfs du plexus lombaire.

La branche saphène était ainsi atteinte de névralgie par l'intermédiaire du nerf crural.

(1) Portal. Cours d'anatomie médicale, t. IV, p. 276.
(2) Hallopeau. Art. Névralgies. Dict. de Jaccoud.

L'on doit, croyons-nous, rapporter encore à la compression les névralgies qui surviennent après un accouchement laborieux, surtout lorsqu'il y a intervention (application de forceps, version, etc.). Dans ces cas qui sont loin d'être fréquents, la douleur serait observée sur le trajet du fessier supérieur (Brivois), lequel nait le plus souvent de la partie postérieur du lombo-sacré (Féré) (1).

La compression, quel qu'en soit le siège ou la nature agit toujours de la même façon sur les rameaux nerveux ; elle détermine une irritation bientôt suivie de congestion. Que ces congestions se renouvellent fréquemment ou persistent, et alors il se produira une inflammation aiguë ou chronique (névrite) avec toutes ses conséquences.

L'observation suivante est un exemple de névralgie par compression ; mais en même temps il y a influence d'un liquide irritant qui doit concourir pour une large part à la production des phénomênes douloureux et atrophiques.

Observation IV.

(Communiquée par notre excellent ami Lucien Le Roy, interne des hôpitaux.)

Le nommé G... (Paul), 39 ans, boulanger, entre à l'hôpital de la Charité, service de M. Desnos, le 8 février 1883. Il est situé au nº 10 de la salle Saint-Félix. Pas d'antécédents héréditaires.

(1) Ch. Féré. Note sur un point d'anatomie du nerf sciatique. Progrès méd., 1879, p. 649.

En 1868, le malade aurait eu la syphilis. Il raconte qu'il a été ponctionné, il y a environ un an, dans la région de la fosse iliaque (?), et que l'on a retiré une assez grande quantité d'un liquide purulent. Il se plaignait déjà à cette époque d'une douleur s'irradiant vers la partie postérieure de la cuisse droite. Depuis quatre mois ces douleurs ont augmenté d'intensité, et à son entrée à l'hôpital elles sont encore plus vives que par le passé. La pression à l'émergence du sciatique exaspère la douleur. La sensibilité cutanée est légèrement altérée et le membre malade présente un notable degré d'atrophie. Traitement : vésicatoires sur le trajet douloureux.

15 février. Douleurs moins vives

7 mars. La sciatique a repris son intensité; aux vésicatoires, on a substitué la cautérisation ponctuée.

Le 16. Etat général meilleur, le malade souffre moins.

Le 19. Les douleurs sont plus vives; malaise général; perte d'appétit.

Température, soir 38º,6, matin 37,5.

Le 22. Diarrhée abondante; affaiblissement progressif du malade. — Toux.

Le 26. La toux est plus fréquente. On constate la présence de nombreux craquements humides dans la fosse sus-épineuse droite; matité au même niveau; amaigrissement considérable, rapide; cependant la diarrhée est moins abondante, et les douleurs sciatiques moins vives. — Vésicatoire au niveau de la fosse sus-épineuse droite.

2 avril. Douleur névralgique plus intense; elle est continue et sourde, avec accès fréquents.

Le 9. Etat général de plus en plus mauvais; les phénomènes pulmonaires s'accentuent, sueurs nocturnes abondantes, le malade se plaint beaucoup d'un coryza. Appétit nul.

Le 11. Même état général; la surface des vésicatoires a un mauvais aspect; elle est recouverte d'un enduit blanchâtre d'une odeur fétide; écoulement continuel par les narines d'un liquide muco-purulent. Mort le 12 avril.

Autopsie. — Le 13. On constate la présence de cavernes au sommet du poumon droit. Congestion du poumon gauche. Foie gras, volumineux. Cœur normal.

Le corps des dernières vertèbres dorsales et des premières lombaires présente en avant une surface dénudée, rugueuse, qui n'est que l'ostéite du mal de Pott. C'est l'origine d'un abcès par congestion, qui suivant la gaine du sciatique sort du bassin par la grande échancrure, pénètre dans la fesse et s'arrête vers le tiers inférieur de cette région. Le nerf sciatique baigne dans le pus, il présente dans sa gaine de *nombreux foyers hémorrhagiques*. A la coupe, il offre un *aspect sclérosé*. Un autre abcès de la grosseur d'une petite orange siège à la partie supérieure de la colonne dorsale. Un troisième, plus petit, du volume d'une noix, est découvert à la face interne d'une côte droite.

Nous terminons ici la première partie de notre sujet, et nous résumons : Les névralgies véritablement périphériques, filets, rameaux, troncs nerveux, en dehors des plexus, sont relativement peu fréquentes. Elles sont ordinairement bien limitées et sont caractérisées par deux sortes de douleurs : les unes sourdes, continues, les autres aiguës et intermittentes. Il s'agit dans bon nombre de cas d'une lésion inflammatoire du nerf, (névrite aiguë ou subaiguë). L'on observe fréquemment des troubles trophiques du côté des muscles. La cause principale est le refroidissement, surtout chez les individus prédisposés par la diathèse rhumatismale. Il faut aussi faire entrer en ligne de compte la compression et le traumatisme.

CHAPITRE II.

NÉVRALGIES AYANT LEUR ORIGINE AU NIVEAU DES PLEXUS ET
DES PAIRES RACHIDIENNES.

Jusqu'ici les auteurs ont décrit des névralgies ayant leur point de départ tantôt dans les centres, tantôt vers la périphérie. Nous avons expliqué ce que nous entendions par névralgie périphérique. Nous avons essayé aussi d'établir une classe spéciale de névralgies ayant pour origine une altération nerveuse au niveau des paires rachidiennes et des plexus. En effet, d'après les dispositions anatomiques de ces régions (anastomoses), il pourra arriver que des irradiations douloureuses se propagent vers les téguments dans des points plus ou moins éloignés les uns des autres, alors que le siège de l'irritation primitive sera bien limité a une seule paire. Prenons un exemple : Supposons qu'une exostose vienne, par compression, exciter la septième paire cervicale. Comme on le sait, cette paire ne tarde pas à se diviser pour envoyer des rameaux dans plusieurs directions. L'un contribue à former le nerf radial, un autre vient s'accoler au cubital, un troisième fournit une branche du médian. L'on aura de cette façon une névralgie dont le point de départ sera bien limité, mais dont les irradiations périphériques seront étendues et diffuses, puisqu'elles suivront le trajet de trois nerfs différents, se distribuant dans des régions distinctes,

Ces phénomènes de diffusion snffiraient déjà, selon nous, pour permettre d'établir une classe spéciale de névralgies. Mais cette division a une importance bien autrement considérable, s'il s'agit d'instituer une méthode de traitement. En effet, étant en présence d'une névralgie plexique reconnue, ce ne sera pas sur le trajet du nerf douloureux qu'il faudra concentrer ses efforts pour amener la guérison (vésicatoires, cautérisations), mais bien vers le point malade lui-même, c'est-à-dire à l'origine du nerf. Quel soin ne faudra-t-il pas apporter encore dans l'établissement du diagnostic lorsqu'on sera appelé à intervenir par la section ou la résection d'un nerf, dans le cas de névralgies rebelles. S'il s'agit bien d'une lésion nerveuse périphérique, l'opération pourra donner un bon résultat, mais si la névralgie a son origine dans le plexus, les douleurs persisteront infailliblement après l'intervention chirurgicale.

« Chez un malade vu avec M. Brown-Séquard, dit M. le professeur Verneuil (1), j'ai réséqué six centimètres du radial; les douleurs étaient plus vives le soir. Ce n'est donc pas tant le procédé opératoire qu'il faut discuter que les indications de l'opération; il faut faire porter ses recherches sur la cause et le siège de la névralgie. »

Nous avons vu précédemment que, selon Valleix, la plupart des névralgies avaient leur origine dans les plexus. C'est ainsi qu'il expliquait la diffusion de la douleur et sa répartition dans plusieurs branches nerveuses

(1) Verneuil. Bull. et Mém. de Société de chirurgie de Paris, 1882, p. 811.

d'un même membre. C'est encore par cet intermédiaire qu'il établissait la propagation de la névralgie du plexus cervical au plexus brachial ; de la névralgie intercostale à la névralgie lombo-abdominale, et même à la sciatique.

Sans partager complétement cette manière de voir, nous pensons que les névralgies d'origine plexique doivent être assez fréquentes. Pourquoi, en effet, ne pas admettre pour cette partie du système nerveux ce que nous avons reconnu pour les nerfs périphériques? Les plexus et les paires nerveuses, il est vrai, à cause de leur situation profonde et par le fait de la protection qui leur est assurée par des masses musculaires souvent très épaisses, paraissent moins exposés à subir les influences extérieures. Mais, dans un grand nombre de cas, la névralgie ne reconnaît pas pour cause une action venant du dehors; elle naît souvent sous l'influence d'un état général, d'une prédisposition spéciale, et alors, il n'y a pas de raison pour que les plexus soient plutôt épargnés que les parties périphériques. Du reste, la vascularisation très riche des plexus et des paires rachidiennes semble les prédisposer aux congestions tant actives que passives. Il a été démontré, en effet, que le névrilème à ce niveau est comparable à la pie-mère cérébrale et spinale, eu égard à la quantité considérable de vaisseaux, artères et veines, qui entrent dans sa composition. S'il s'agit des paires nerveuses, principalement vers le trou de conjugaison, la moindre congestion amènera une augmentation rapide du volume du nerf, qui ne tardera pas ainsi à se trouver à l'étroit dans l'anneau osseux ; de là, compression, irritation et névralgie.

L'arthrite vertébrale n'est pas extrêmement rare ; le rhumatisme articulaire aigu peut aussi se rencontrer dans les diverses régions de la colonne rachidienne. Dans ces cas, la névralgie éclate quelquefois ; la congestion articulaire et péri-articulaire agit par irritation de voisinage et par compression sur les troncs nerveux les plus proches.

Dans le mal de Pott, les mêmes phénomènes peuvent se produire (le fait cependant ne serait pas fréquent, la partie osseuse du trou de conjugaison, d'après plusieurs auteurs, ne s'affaissant pas suffisamment pour amener la compression .

Le mal vertébral cancéreux déterminerait plus souvent une pression des troncs nerveux dans les trous de conjugaison, et quelquefois, selon le volume de la tumeur, au niveau des plexus. Si le ramollissement des vertèbres devient considérable, il se produit un affaissement d'une certaine partie de la colonne, avec toutes les conséquences qui peuvent en résulter. Dans ces cas. les deux cotés sont atteints simultanément (sciatique double); mais, il peut se faire que l'affaissement ait lieu latéralement, d'un seul côté, et alors la névralgie ne sera pas double.

Les autres tumeurs, et, parmi elles, nous citerons spécialement les exostoses syphilitiques et les gommes, ont aussi une action incontestable. Il ne faut pas oublier les intumescences ganglionnaires de la période secondaire de la syphilis, les engorgements de la scrofule et de la leucémie, etc.

Nous n'avons malheureusement pas de faits certains à citer pour défendre la théorie de la névralgie des plexus. La plupart des observations de Valleix ne sont pas suffisamment concluantes, en ce sens qu'il n'a pas recherché le point apophysaire. Cet auteur dit bien que si l'on pousse assez loin les investigations, on parvient souvent à trouver la douleur dans les gros troncs nerveux, et même au niveau des plexus. Cette dernière douleur n'est pas suffisante pour que l'on puisse affirmer l'origine plexique de la névralgie, car on la retrouve également dans les cas de névralgie centrale. Ce qu'il nous faut pour confirmer le diagnostic, ce n'est pas seulement la diffusion des irradiations douloureuses, c'est encore l'absence totale d'un point apophysaire. Et encore, si la douleur rachidienne à la pression n'a pas été constatée au niveau de l'origine dans la moelle des racines qui concourent à former le plexus, il ne faudra pas s'empresser de porter le diagnostic ; l'on devra, auparavant, explorer toutes les régions de la colonne vertébrale ; alors seulement, s'il n'y a pas de douleur provoquée, l'origine plexique sera confirmée. Nous verrons, en effet, dans la troisième partie de notre travail, que le point apophysaire n'est pas constant quant à son siège, et qu'on peut le trouver au-dessus, et le plus souvent au-dessous du point présumé lésé de l'axe nerveux.

En un mot, diffusion sur le trajet de plusieurs troncs nerveux ; douleur partant de la racine du membre ou d'un point voisin de la colonne vertébrale (gouttière) pour s'irradier jusqu'aux extrémités. Tels sont les caractères qui distinguent la névralgie des plexus et des paires de la névralgie périphérique, laquelle est le plus souvent limitée, et ne remonte jamais si haut. Présence d'un point apophysaire, mobilité fréquente des irradiations douloureuses, tels sont les phénomènes qui porteront à diagnostiquer une névralgie centrale, et à exclure une origine primitive dans les plexus ou les paires rachidiennes.

. Il serait maintenant intéressant de savoir si l'on peut, étant donnée l'existence d'une névralgie des plexus, préciser le point exact de la lésion, et affirmer que telle ou telle paire est spécialement atteinte. Nous ne croyons pas que l'état actuel de nos connaissances nous permette de déterminer avec précision ce point important. Du reste, l'on sait déjà que chaque paire nerveuse est formée d'un nombre de racines variables suivant les individus, et même suivant le côté examiné chez le même sujet ; il n'y a pas de symétrie. De plus, une même paire ne fournit pas toujours à un tronc nerveux une égale proportion de fibres ; enfin, certains nerfs sont formés par la réunion de branches, émanant tantôt d'une paire, tantôt d'une autre. Il n'y a donc rien de précis quant au mode de formation des troncs nerveux, et l'on ne peut admettre un groupement systématique (Féré) (1). C'est pourquoi il serait téméraire de vouloir localiser exactement le siège de la lésion.

(1) Féré. Étude anat. et critique sur les plexus des nerfs spinaux. Archives de neurologie, mai 1883.

Nous ne pouvons nous étendre plus longuement sur les névralgies des plexus et des paires nerveuses. Si les faits manquent à l'appui, il est cependant rationnel de croire à leur existence, et nous avons tenu à en indiquer la possibilité.

CHAPITRE III.

NÉVRALGIES D'ORIGINE CENTRALE.

Par la dénomination de centrales, nous entendrons toutes les névralgies. ayant leur point de départ dans les parties du système nerveux renfermées dans la cavité crânienne ou la colonne rachidienne, comprenant, par conséquent, et les noyaux d'origine, et les racines qui leur font suite, tant qu'elles n'auront pas franchi l'orifice osseux qui leur livre passage. Nous considérerons donc comme centrales les névralgies provoquées par la lésion du ganglion de Gasser, aussi bien que celles qui naîtront par le fait d'une altération au niveau du bulbe ou de la protubérance. Une division, destinée à faire distinguer les phénomènes douloureux partant des racines de ceux qui proviennent des noyaux d'origine du nerf, serait pour le moins inutile, puisque, dans la grande majorité des cas, le diagnostic exact ne pourrait être affirmé. Il vaut donc mieux, selon nous, s'en tenir à un terme plus général, qui a le grand avantage de ne pas prêter à la confusion.

Les premiers médecins, qui ont étudié la névralgie et reconnu que les douleurs étaient localisées au trajet des nerfs, furent naturellement conduits à penser que là où siégeait la douleur, là aussi existait la lésion.

Il faut arriver à une époque beaucoup plus récente pour rencontrer des auteurs soupçonnant la possibilité

d'une origine centrale. Valleix (1), discutant la diffusion
et la propagation des névralgies, en arrive à dire qu'on
peut expliquer ces phénomènes, soit par les anastomoses, soit par la *source commune* des branches nerveuses. Ne voyons-nous pas déjà, dans ces quelques
mots, l'indication d'une théorie centrale, ou, du moins,
de la participation plus ou moins considérable que
prennent les centres dans une névralgie d'abord exclusivement périphérique.

Bergson considère un grand nombre de névralgies
comme symptomatiques ; elles dépendent alors de la
chlorose, de l'hystérie, d'un état nerveux quelconque,
de l'intoxication saturnine, de l'*irritation spinale*. Les
névralgies idiopathiques auraient, selon lui, une origine
médullo-centrale ; elles seraient tenaces et rebelles au
traitement, vu l'indécision de leur cause. Axenfeld (2)
est partisan de la théorie périphérique, et il explique la
névralgie en général par une irritation portée sur les
nerfs ; il défend les points douloureux de Valleix. Il reconnaît cependant que la propagation des névralgies se
fait par l'intermédiaire des centres.

Mais, après avoir reconnu qu'un nerf, point de départ
des phénomènes douloureux, peut transmettre par voie
ascendante son irritation à son centre d'origine ; que le
centre, ainsi modifié, vient contribuer pour une certaine part à l'augmentation de la douleur, tout en deve-
nant une source de diffusion, pourquoi ne pas admettre

(1) Valleix. Loc. cit.
(2) Axenfeld. Des névroses, in Path. de Requin. Paris. 1863.

la possibilité d'une irritation primitive de ce centre, et arriver ainsi à la conception de névralgies d'origine exclusivement centrale ? C'est cette théorie qui sera défendue par Anstie (1). Mais l'auteur anglais ne se borne pas à indiquer la possibilité des névralgies d'origine centrale, il n'essaye pas d'en faire une espèce à part, une classe spéciale ; il va plus loin, et il affirme que toute névralgie, sans exception, a son point de départ dans les centres. C'est l'exagération en sens opposé. Il existerait une lésion de la racine sensitive des nerfs dans son trajet intra-spinal et du noyau gris, qui est en connexion immédiate avec elle (2).

« Cette altération morbide, dit-il, consisterait probablement dans la grande majorité des cas, dans une atrophie interstitielle tendant soit à la guérison, soit à l'établissement graduel d'une dégénérescence grise ou d'une atrophie jaune d'une portion considérable ou de la totalité de la racine postérieure et du commencement du tronc nerveux sensitif jusque dans le voisinage du ganglion. »

Pour soutenir sa théorie, Anstie fait valoir les raisons suivantes : *La douleur a persisté après la résection des nerfs ; l'examen au microscope a été négatif. Les douleurs de l'ataxie analogues aux névralgies sont bien d'origine centrale ; les troubles trophiques, les paralysies vaso-motrices, les convulsions, les spasmes, les anesthésies, les phénomènes*

(1) Anstie. Neuralgia and the diseases that resemble it. London and New-York, 1871.
(2) In Rigal. Causes et pathogénie des névralgies, Paris, 1872.

de transmission de la névralgie d'un point à un autre ne s'expliqueraient pas si le siège du mal n'était pas dans la moelle. La névralgie a des rapports évidents avec les névroses héréditaires lesquelles sont centrales. Les ma'adies diathésiques l'anémie, agissent plutôt sur les centres.

Comme M. Rigal, nous pensons qu'il y a beaucoup d'exagération dans cette manière de voir. Certes, les raisons données militent, du moins pour quelques-unes, en faveur d'une origine centrale; mais de là, à nier l'existence des névralgies périphériques, il y a loin.

On pourrait faire de nombreuses objections aux hypothèses émises par Anstie : ainsi, l'auteur raconte qu'à la suite de la résection de certains nerfs, la douleur a persisté et que souvent l'examen microscopique du nerf prétendu lésé a été négatif. Le fait est indéniable et de nos jours on l'observe encore assez fréquemment ; cependant, il n'est pas suffisant pour qu'on puisse affirmer que les centres seuls soient le siège des lésions. Si, dans ces cas. la partie supérieure du nerf avait été enlevée, l'on aurait peut-être pu y constater une altération. Enfin, comme nous l'avons dejà vu, n'existe-t-il pas des cas de guérison à la suite de résection ou d'arrachement de nerfs qui présentaient histologiquement des lésions manifestes ? Du reste, dans la première partie de notre travail, nous croyons avoir suffisamment insisté sur ce point, et nous pensons avoir prouvé qu'il existe bien des névralgies d'origine périphérique.

A ce sujet, M. Rigal en arrive aux conclusions suivantes: « L'existence d'un siège central pour les névralgies ne peut pas être démontrée, mais, il est cependant légitime de considérer ce siège comme possible ». En effet, les lésions des centres nerveux ne sont pas nettement connues jusqu'à ce jour ; des lésions multiples et variées (congestion, inflammation, exsudats, tumeurs) de la moelle et du cerveau doivent être considérées comme la cause de certaines névralgies; mais l'examen de ces parties ayant été fait la plupart du temps sans le secours du microscope, on ne saurait affirmer l'existence d'une modification pathologique dans les noyaux ou dans les filets d'origine des nerfs malades (Rigal).

M. Vulpian (1) est partisan de la théorie centrale ; cependant il n'admet pas, comme Anstie, dans tous les cas, exclusivement cet origine. Le savant professeur pense que certaines névralgies peuvent reconnaître deux facteurs principaux : l'irritation périphérique, et l'excitabilité morbide des éléments centraux. Mais laissons parler l'auteur : « Je crois que, dans un grand nombre de cas, l'altération qui cause ces affections (névralgies) siège vers les extrémités centrales des nerfs ; le plus souvent, peut-être, dans la moelle épinière ou dans ses membranes. Et même, dans les cas où la névralgie a évidemment pour cause première une lésion de la périphérie des nerfs, dans ceux, par exemple, où une carie dentaire, une altération soit du périoste alvéolo-dentaire, soit des os maxillaires eux-mêmes, etc., ont donné naissance à l'affection douloureuse, on doit admettre, je pense, que souvent, peu de temps après le début de cette affection, il se produit, dans le

(1) Vulpian. In Préface de Weir Mitchell. Trad. Dastre, 1875.

centre nerveux, ou, plus strictement, pour les cas supposés, dans le noyau d'origine du nerf trijumeau, une modification morbide qui exalte à un haut degré l'excitabilité des éléments anatomiques de la substance grise. Cette exagération d'excitabilité peut s'étendre aux éléments de la substance grise les plus proches de ceux qui sont directement en rapport avec les fibres nerveuses dont les extrémités périphériques sont lésées.

« L'excitation transmise par ces fibres à leur noyau d'origine se propage aux foyers d'origine circonvoisins ; or, à cause de l'éréthisme morbide de ces foyers, la modification qu'elle y détermine se traduit par une douleur reportée par le sensorium à la périphérie des fibres qui naissent dans ces amas de substance grise ; et c'est ainsi qu'on peut s'expliquer l'irradiation de la névralgie dentaire, par exemple, à toute la moitié correspondante de la face. »

Donc, chaque fois qu'un nerf affecté aura été sectionné, et que la douleur persistera, il ne faudra pas en conclure que la section n'a pas porté assez haut, et que, si une plus grande portion du nerf avait été séparée des centres, toute manifestation douloureuse aurait cessé. Il est plus simple d'admettre, ou bien qu'il y a une modification primitive des centres, ou bien que, la névrite étant évidente, il s'est produit une irritation secondaire du noyau d'origine du nerf, qui suffit à elle seule pour entretenir la névralgie après la disparition de la cause initiale.

Quelquefois, il peut y avoir diminution considérable de la douleur, même disparition complète après la section du nerf, alors que les centres seuls sont le siège de la lésion. Ce fait serait l'analogue de ce qui se passe dans le cas de douleurs fulgurantes, lesquelles cèdent parfois très facilement par suite de l'application d'un topique quelconque vers l'extrémité du nerf douloureux.

Nous avons vu que quelques auteurs, défendant la théorie périphérique, étaient cependant amenés à reconnaître l'intervention des centres quand il s'agissait de diffusion et de propagation de la névralgie. M. Cartaz (1), qui est partisan de la névralgie périphérique, essaye de prouver que ce concours des centres n'est pas nécessaire pour expliquer les phénomènes de propagation, et il s'appuie pour défendre son opinion sur les données de la sensibilité récurrente. Les nerfs sensitifs d'une région sont dans une dépendance réciproque, et ils ne sont pas isolés fonctionnellement.

Cette union des nerfs voisins se fait par des filets récurrents qui partent d'un rameau vers la périphérie pour remonter à une certaine hauteur et se terminer dans un autre rameau nerveux. C'est en suivant le trajet de ces filets récurrents que la névralgie se propagerait d'un nerf à un autre. C'est la réfutation de la théorie centrale d'Anstie et de Vulpian.

Comment, en effet, dit Cartaz, expliquer par exemple la propagation d'une névralgie trifaciale aux nerfs cervicaux? N'est-il pas plus simple d'admettre qu'il y a communication de proche en proche par les fibres péri-

(1) Cartaz. Des névralgies envisagées au point de vue de la sensibilité récurrente. Th. Paris, 1875.

phériques? Il en sera de même chaque fois que les
noyaux d'origine des nerfs seront très éloignés les uns
des autres, et leurs extrémités tégumentaires au contraire très rapprochées. Les cas de récidive après la né-
vrotomie n'indiqueraient pas forcément une lésion centrale; la douleur persistante peut toujours s'expliquer
par ce fait que le bout périphérique du nerf sectionné
est encore en relation avec les centres par des anastomoses directes ou récurrentes. Certains auteurs expli-
quent encore les cas de névralgie du trijumeau succé-
dant à une névrite du facial par propagation inflammatoire au niveau des extrémités terminales.

Pour nous, nous ne pensons pas que la présence des
fibres récurrentes décrites par MM. Arloing et Tripier
soient suffisantes pour expliquer bon nombre de phénomènes de diffusion. Si dans le fait isolé rapporté par
M. Cartaz (névralgie trifaciale propagée aux nerfs cervicaux) on peut à la rigueur trouver un argument en faveur
de son opinion, il n'en restera pas moins difficile d'expliquer les irradiations dans les points éloignés si l'on ne
fait pas intervenir d'abord la propagation du processus
irritatif dans les centres. Il est nécessaire de rapporter
à ce centre le siège de l'excitation chaque fois que l'on
observera la mobilité de la douleur, l'alternance de certaines névralgies, et leur apparition subite dans des
régions souvent fort éloignées de celle où on l'avait
constatée précédemment. Nous reviendrons du reste sur
ce point quand nous parlerons des névralgies réflexes.

Faisons cependant remarquer ici que M. Cartaz ne

nie pas la possibilité d'une origine primitivement centrale, surtout sous l'influence des maladies générales.
Mais ce qu'il veut mettre en relief, c'est l'anastomose
des nerfs voisins entre eux, et au moyen des filets anas-
tomotiques la propagation de la névralgie de proche en
proche, sans qu'il soit nécessaire de faire intervenir les
centres.

Cette théorie est complètement opposée à celle d'Axenfeld qui n'admettait que les névralgies périphériques,
mais reconnaissait l'intervention des centres pour expliquer les phénomènes de diffusion.

M. Ouspensky (1) soutient la théorie centrale : pour
lui, au fond de chaque névralgie se trouve l'irritation du
noyau d'origine du nerf affecté. Or, cette irritation serait
due à l'accumulation des produits de la destruction des
tissus nerveux, qui ne seraient plus résorbés grâce au
défaut d'activité des vaisseaux sanguins et à l'altération
de leur dimension.

D'après M. Grasset (2), il y aurait des névralgies
d'origine centrale, mais le nombre en serait exagéré.
Pour cet auteur, la lésion primitive de la moelle n'est
pas suffisante pour expliquer la vraie névralgie ; il faut,
en plus, un état particulier, anormal, dans le nerf lui-
même. Enfin, pour rendre compte du mode de propagation et d'irradiation, on doit avoir recours, selon les cas,
à la théorie centrale ou à la théorie périphérique. A

(1) Ouspensky. Essai sur la pathogénie des névralgies. Progrès médical, 1876.
(2) Grasset. Physiologie pathol. des névralgies. Montpellier médical.
1877.

l'encontre de M. Grasset, nous pensons qu'une névralgie centrale peut exister et se manifester par des douleurs périphériques, sans que, pour cela, les nerfs eux-mêmes soient lésés. Dans certains cas, il est vrai, cette lésion est manifeste ; M. Charcot a démontré que les maladies des centres provoquent secondairement des névrites périphériques ; mais il s'agit là de lésions avancées au niveau des noyaux d'origine, et ce n'est qu'à la longue que les altérations secondaires des nerfs se produisent. Si, au contraire, le trouble matériel du centre est passager, ce qui nous semble le plus fréquent, la névralgie se présente sans modification du tissu nerveux périphérique.

Le moment serait peut-être venu de parler ici de cet état morbide particulier, appelé *irritation spinale*, et de montrer le rôle de cette maladie dans la production des névralgies centrales ; mais il nous semble préférable de mentionner auparavant les idées de Trousseau sur l'origine des névralgies. Cet exposé rapide nous servira de préambule, et nous permettra de traiter, avec plus de netteté, cet état particulier de l'axe cérébro-spinal.

L'auteur admet que la névralgie est toujours symptomatique, et qu'elle résulte soit d'un état général : chlorose, empoisonnement saturnin, etc., soit d'une irritation locale : compression par une tumeur, carie dentaire, etc. Mais il insiste surtout sur ce point que, dans un grand nombre de névralgies, les apophyses épineuses sont sensibles à la pression vers les points correspondant à l'origine dans la moelle des nerfs douloureux. « Il semblerait résulter de ce fait, dit-il, que le point d'origine de la névralgie est peut-être dans la moelle épinière elle-même, et que la douleur, occupant la périphérie, n'est que l'irradiation de la douleur spinale. » Trousseau a donné à ce point douloureux vertébral le nom de *point apophysaire*. Dans les névralgies du trijumeau, le point apophysaire existe au niveau des deux premières vertèbres cervicales. Ce sont les vertèbres dorsales qui sont sensibles à la pression, quand les irradiations douloureuses siègent sur le trajet des nerfs intercostaux. La névralgie lombaire a son point apophysaire vers les dernières vertèbres dorsales et premières lombaires ; enfin, s'il s'agit d'une sciatique, il faudra le rechercher au niveau du sacrum.

Si Trousseau, comme nous le voyons, admet pour un grand nombre de névralgies une origine médullaire, cet auteur n'indique pas quelles sont les modifications de l'organe central capables de déterminer cet état douloureux des nerfs. C'est pour tâcher d'expliquer ce point obscur que nous sommes amené à étudier l'irritation spinale. Nous abordons ici le côté clinique de la question, après nous être arrêté, avec Anstie et Vulpian, sur le côté théorique et pnysiologique.

L'irritation spinale des auteurs anglais, irritation cérébro-spinale de Jaccoud, irritation cérébro-cardiaque de Krishaber, nervosisme de Bouchut, est un état pathologique caractérisé par l'excitabilité anormale des centres nerveux, principalement dans la sphère sensitive et vaso-motrice (Jaccoud).

Longtemps, en France, cette maladie a été méconnue comme espèce morbide distincte. Le premier, l'auteur américain Player (1) montra le rapport qui existe entre les symptômes névralgiques et la pression douloureuse du rachis. Ce fut Ch. Brown (2) qui créa le terme d'irritation spinale. Darwal (3) ne voit, dans les douleurs névralgiques, qu'un effet de cette irritation. Isaac Parrish (4) pense que, dans toutes les névroses, il existe un trouble fonctionnel d'une partie ou de la totalité de la moelle épinière. Griffin (5) considère cette affection comme due à un état morbide différent de l'inflammation, sans aucune altération organique appréciable. Il essaye de montrer un rapport entre la fièvre paludéenne et la douleur du rachis. C'est, du reste, l'opinion professée depuis par quelques auteurs, qui sont allés jusqu'à considérer seulement comme véritables fièvres intermittentes les cas d'hyperthermie accompagnés de sensibilité du rachis à la pression. Tous les auteurs que nous venons de citer assignent bien l'axe spinal comme siège de la maladie, mais ils sont incertains quand il s'agit de préciser la lésion. Pour le médecin anglais Todd (1834), l'irritation spinale serait due à une congestion, non pas de la moelle, mais du réseau veineux qui l'entoure.

(1) Player. Of irritation of the spinal nerves. Quaterly Journ. of med. Sc., 1821.

(2) Brown. On irritation of the spinal nerves. Glasgow med. Journ., 18.8.

(3) Darvall. On some forms of cerebral and spinal irritation. Midiand med. Reporter, 1829.

(4) Parrish. Remarks on spinal irritation. Amer. Journ. of med. Sc., 1832.

(5) Griffin. Obs. on the functional affections of the spinal cord. London, 1834.

Ollivier (d'Angers) (1), le premier auteur français qui ait parlé d'une façon autorisée sur cette maladie, pense qu'elle dépend « d'une concentration active et passagère du sang dans les enveloppes et peut-être dans le tissu de la moelle épinière et des nerfs ». Mais on ne tarde pas, en France, à rejeter l'irritation spinale comme espèce morbide distincte. Bassereau, Valleix, Piorry, Sandras nient l'existence de cette affection. Valleix, surtout, la confond avec la névralgie intercostale (2). « L'anatomie nous enseigne, dit-il, que les nerfs dorsaux prennent naissance dans la moelle, vers un point toujours plus élevé que le niveau de leur sortie par le trou de conjugaison. S'il y avait réellement irritation spinale, il exciterait une douleur à l'origine même du nerf ; or, il n'en est rien, car la douleur déterminée par la pression du rachis se trouve à l'extrémité de l'espace intercostal, dans lequel on a reconnu le point douloureux antérieur. »

Ce que dit Valleix est complètement exact ; et nous sommes étonné qu'il n'ait pas constaté cette douleur rachidienne, tout en indiquant très bien le point où l'on devrait la trouver. Mais cet auteur, après avoir contesté l'existence de l'irritation spinale, nous fait la description d'un état morbide spécial, auquel il donne le nom de *névralgie générale* (3). Or, dans les symptômes

---

(1) Ollivier (d'Angers). De la moelle épinière et de ses maladies. Paris, 1837.

(2) Valleix. Loc. cit.

(3) Valleix. De la névralgie générale. Union méd. et Bullet. de thérap., 1848.

et la marche de cette maladie, dans ses variétés multiples, nous retrouvons complètement les caractèresde
l'affection qui nous occupe. Ce n'est donc qu'une simple
querelle de mots, et il est certain, comme le reconnaît
Fonssagrives, que l'irritation spinale et la névralgie générale de Valleix ne sont qu'une seule et même maladie.

Axenfeld (1) attribue l'irritation spinale à une congestion du tissu même de la moelle, et il pense que le
cerveau est ici mis hors de cause, vu « l'intégrité constante des facultés psychiques ».

L'auteur américain Hammond (2) soutient une théorie opposée; il ne s'agirait pas d'une congestion, mais,
au contraire, d'une anémie de la moelle. C'est, du reste,
l'opinion de Krishaber (3) et de M. Jaccoud (4), avec
cette différence que ces auteurs admettent une anémie,
non seulement de la moelle, mais encore du cerveau.
Donc, en résumé, et sans parler des auteurs qui voient
dans l'irritation spinale une conséquence de l'arthrite
vertébrale de la myélite et de la méningite, nous nous
trouvons en présence de trois théories bien distinctes :

1° Congestion des enveloppes de la moelle ;

2° Congestion du tissu de la moelle ;

3° Anémie spinale, ou cérébro-spinale.

Que l'on admette une seule de ces opinions, ou que
l'on fasse intervenir chacun de ces trois facteurs selon

(1) Axenfeld. Loc. cit.
(2) Hammond. Spinal irritation. New-York med. Record, 1870.
(3) Krishaber. De la névropathie cérébro-cardiaque. Paris, 1872.
(4) Jaccoud. Traité de pathologie interne. Paris, 1874.

les circonstances, il n'en est pas moins certain qu'il s'agit bien ici d'une modification des tissus intra-crâniens ou intra-rachidiens.

La plupart des auteurs qui ont étudié l'irritation spinale se sont basés sur les faits suivants pour reconnaître un état pathologique de la moelle ou de ses enveloppes :

1° Douleur rachidienne, soit spontanée, soit, ce qui est de beaucoup le plus fréquent, provoquée par la pression ;

2° Succès presque constant du traitement révulsif appliqué sur le point vertébral.

Quels sont, maintenant, les symptômes de cette affection ? Ils sont nombreux et variés, mais on les trouve rarement réunis en même temps sur le même individu. Nous trouvons, en première ligne, la douleur rachidienne ; puis viennent les irradiations douloureuses périphériques, névralgies ; l'hyperesthésie est fréquente ; l'on observe également des troubles de locomotion, des vertiges, de l'insomnie, des congestions locales, des troubles cardiaques. Parmi ces manifestations diverses, retenons principalement la douleur rachidienne et la névralgie, qui rentrent dans notre sujet.

La douleur rachidienne, comme nous l'avons dit, peut être *spontanée*, et, dans ce cas, elle est tantôt vague et erratique, tantôt aiguë avec irradiations douloureuses. Mais, le plus souvent, elle est seulement *déterminée par la pression* (point apophysaire). Suivant le siège de cette douleur, Griffin a établi trois divisions : irritation *cervicale*, *dorsale* et *lombaire*. Dans le premier cas, les irradiations douloureuses rayonnent vers la face, l'occiput, le cou, la région sternale, les épaules, les membres supérieurs. Dans le second cas, les douleurs retentissent dans la région thoracique; enfin, s'agit-il d'une rachialgie lombaire, les élancements occupent les parois abdominales et les membres inférieurs.

Les irradiations douloureuses, véritables névralgies, siègent par ordre de fréquence dans les branches du trijumeau, sur le trajet des nerfs intercostaux, sur les branches émanant des plexus brachiaux et sacrés.

Ainsi que nous le voyons, la névralgie centrale est observée assez souvent dans les cas d'irritations spinales, ce qui ne veut pas dire qu'on doit confondre ces deux états. En effet, d'après la définition que nous avons donnée de la névralgie, l'irradiation douloureuse n'est qu'un symptôme, un phénomène spécial que l'on rencontre dans une foule d'affections diverses. Mais, dans un certain nombre de cas, l'irritation spinale, ne se traduit que par les symptômes névralgiques, et c'est pourquoi quelques auteurs sont tombés dans cette confusion dont nous parlions précédemment à propos de la névralgie intercostale de Valleix.

Voici ce que dit à ce sujet M. Armaingaud (1) : « La névralgie avec point apophysaire et l'irritation spinale telle qu'elle a été décrite jusqu'à présent, ne sont que des degrés différents du même état morbide ; on aperçoit alors, entre les névralgies localisées dans une seule branche nerveuse et l'irritation spinale avec

____

(1) Armaingaud. Bordeaux médical, 1874.

névralgies multiples, une série d'échelons qui conduisent de l'une à l'autre et servent de transition. »

Ces névralgies multiples, en effet, ne sont pas rares, et leur existence est une confirmation de l'origine centrale de la lésion ; dans la névralgie générale, on ne met point en doute un point de départ cérébral ou spinal; or, la multiplicité des phénomènes douloureux n'est qu'un état pour ainsi dire atténué de ce que l'on observe dans les cas d'irritation portant sur l'axe cérébro-spinal en entier ; la seule différence, c'est que la névralgie multiple, au lieu d'être le résultat d'une excitabilité anormale généralisée, provient d'une irritation localisée à certains points variables.

Nous publions une observation intéressante dans laquelle nous retrouvons cette mobilité des irradiations douloureuses ; nous verrons par ce seul fait qu'il est plus rationnel d'admettre un point de départ central que de localiser la lésion sur le trajet des nerfs plus ou moins éloignés les uns des autres.

OBSERVATION V.

(Communiquée par M. le D^r Ch. Féré.)

M. S...,51 ans, de haute stature, très vigoureux, ne révèle dans ses antécédents héréditaires aucune affection névropathique ou arthritique. Il a mené une vie très laborieuse, mais n'a jamais été soumis d'une manière spéciale à l'action du froid humide. Il a eu neuf enfants, quatre ont succombé à des affections aiguës ; quatre sont bien portants ; l'aînée seulement est hystérique avec attaques,

M. S... n'avait jamais été malade avant 1871. Il y a douze ans, il a été atteint d'une névralgie sciatique du côté droit avec douleur prédominante, au niveau de l'échancrure sciatique et au niveau de la malléole externe. Cette névralgie dura trois ou quatre mois et disparut sans traitement. Quatre ans plus tard, il y a huit ans, il fut atteint d'une seconde névralgie sciatique siégeant cette fois du côte gauche, et qui dura envion six semaines. A peine était-il guéri, qu'il fut atteint d'une névralgie faciale du côté droit qui dura quinze jours. Il resta depuis lors plusieurs années tranquille. Il y a un an, il fut atteint de nouveau d'une névralgie faciale du côté gauche qui disparut spontanément au bout d'un mois. A peine était-il guéri, que la douleur revint dans le sciatique droit et ne l'a plus quitté depuis.

Il y a huit mois, le sciatique gauche s'est pris à son tour. Enfin, depuis le même temps, bien qu'aucun symptôme douloureux ne se soit manifesté du côté de la face, il éprouve à la moindre émotion, ou même seulement quand il s'applique au travail, une constriction particulière de la mâchoire, due à une contraction spasmodique du muscle crotaphyte du côté droit; rien de semblable ne se produit du côté gauche.

Actuellement (19 décembre 1883), il existe une douleur rachidienne diffuse, comprenant toute la région lombaire et sacrée avec douleur à la pression en deux points déterminés au niveau de la première et de la quatrième apophyse épineuse lombaire. Le malade se plaint d'une douleur vague le long du dernier nerf intercostal droit.

Sur le sciatique droit; il n'existe qu'un point douloureux à la pression dans l'échancrure sciatique. Cette région est peu sensible du côté gauche. Ces divers points sont de temps en temps, notamment le soir, le siège d'élancements douloureux. Du côté droit, il existe une sensation d'engourdissement et de froid dans tout le domaine du sciatique; on perçoit, du reste, à la main une différence de température; d'autre part, la sensibilité au froid, au contact et à la douleur est notablement affaiblie. Il y a un certain degré d'amaigrissement, principalement sur le muscle petit fessier; les masses musculaires sont moins volumineuses, mais l'exploration électrique montre des réactions normales pour tous les muscles, aussi bien à gauche qu'à droite. Du reste, le malade traîne la jambe en marchant et porte le pied droit dans la rotation en dehors, mais il peut encore fournir une assez longue course.

Mais, dans les cas ou les irradiations douloureuses sur le trajet des nerfs, sont la seule expression de l'excitabilité anormale de la moelle, comment reconnaître qu'il s'agit d'une névralgie d'origine centrale et non pas d'un phénomène purement périphérique ? C'est par la recherche des points apophysaires. L'on trouvera quelquefois ce point vers l'origine du nerf douloureux dans la moelle et non pas au niveau de la vertèbre correspondant à sa sortie par le trou de la conjugaison ; or, comme les racines nerveuses suivent dans le canal rachidien, un trajet vertical d'autant plus long qu'on se rapproche davantage de la partie inférieure du rachis, il faudra rechercher le point apophysaire d'autant plus haut par rapport au niveau de sortie du nerf douloureux, que ce même nerf naîtra dans une région moins élevée.

Mais, dans certains cas, le point apophysaire sera vainement recherché dans la région où l'on pense devoir le trouver ; il ne faudra pourtant pas conclure immédiatement à son absence. On devra explorer minutieusement toute la colonne vertébrale en appuyant sur chaque apophyse épineuse, et il ne sera pas rare de déterminer sur l'une d'elles une douleur vive que le malade traduira par un soubresaut ou un cri. D'autrefois, le médecin n'aura pas besoin de longues recherches pour tomber sur ce point ; car si la douleur est spontanée, le malade lui-même le lui indique ; et il ne restera qu'à exercer une pression à son niveau pour voir si on n'obtiendra pas par ce moyen des irradiations. Cette douleur spontanée est tantôt obtuse, s'éten-

dant à une région plus ou moins circonscrite comme
dans l'observation V, tantôt, comme nous le verrons
dans l'observation VI, elle est limitée à un point et présente deux caractères importants : endolorissement
continuel, élancements intermittents. Une particularité,
encore assez importante de la douleur rachidienne
spontanée, est la possibilité de son apparition primitive
et subite, alors que rien d'anormal ne s'est encore manifesté dans d'autres régions. Nous trouvons un exemple de ce fait dans l'observation VIII.

Observation VI.

(Communiquée par M. le D^r Ch. Féré.)

Mme de C..., 53 ans: aucun antécédent rhumatismal ou gout-
teux, mais très nerveuse, sujette aux migraines; jamais d'accidents
convulsifs. N'a jamais eu de névralgies avant celle dont elle souffre
actuellement.

Il y a quatre mois, à la suite d'un refroidissement, elle fut prise
de douleurs vives au pli du coude et au niveau de la face palmaire
de l'articulation du poignet. Ces douleurs s'accrurent rapidement,
et au bout de deux jours, elle était dans l'impossibilité absolue de
remuer le membre. En même temps, apparaissait une douleur siégeant vers la partie moyenne de la région dorsale; cette dernière
douleur offrait des exaspérations vespérales des plus nettes. Les
deux douleurs offraient d'ailleurs le caractère névralgique. Elles
étaient continues avec exaspérations revenant par accès.

Elle fut traitée par le sulfate de quinine, la morphine, l'aconitine,
les courants continus sans aucun résultat. Les douleurs ne faisaient
qu'augmenter et la malade était presque réduite au repos absolu,
la douleur du dos s'exaspérant au moindre mouvement de l'é-
paule.

Le 11 mars 1882, nous constatons ce qui suit : le membre est supporté par une écharpe et maintenu dans la demi-flexion. Les doigts sont allongés et demi-fléchis dans l'articulation métacarpophalangienne. La main semble un peu gonflée, surtout sur la région dorsale, mais sans rougeur ni œdème appréciables. Le poignet est dans l'extension, le coude dans la flexion. Dès qu'on fait un mouvement pour détacher le bras du tronc, on exaspère la douleur qui retentit à la fois au poignet, au coude et dans le dos; il en est de même des mouvements isolés de la main, de l'avant-bras et du bras. C'est à grand'peine que la malade peut se laisser enlever ses vêtements.

Quand elle est au repos, elle éprouve une douleur continue qu'elle compare à une contusion sur toute la partie antérieure de l'avant-bras, depuis le coude jusqu'au poignet, et se prolongeant un peu sur la partie antérieure du pouce. De temps en temps, elle ressent dans la même région des picotements qui vont d'un endroit à l'autre sans règle apparente. En outre, il se produit à intervalles à peu près réguliers de cinq à six minutes, des élancements à caractère térébrant. Ces élancements siègent exclusivement au pli du coude et du poignet, mais sans localisation précise, dans une région qui comprend toute la largeur du membre. Ces élancements sont réveillés à chaque mouvement de l'avant-bras ou du bras. Quand la malade écarte le bras du tronc elle ressent une douleur vive dans le creux axillaire, et quand on cherche à explorer la région de la tête humérale, il est impossible d'y arriver, à cause d'une douleur diffuse et vive qui s'étend à toute l'aisselle. La pression dans le creux sus-claviculaire et dans la région latérale du cou ne provoque aucune douleur. On ne peut déterminer l'existence d'aucun point douloureux en parcourant le trajet des divers nerfs du membre supérieur, en dehors des régions douloureuses dont nous avons parlé. La malade éprouve une sensation de chaleur dans tout le bras et particulièrement dans les doigts, mais nous ne pouvons constater (à la main) une élévation de température appréciable. L'aspect de la peau est le même des deux côtés. Il n'existe pas de modification appréciable de la sensibilité à la température et au contact, mais la sensibilité à la douleur est manifestement exagérée sur toute la région antérieure de l'avant-bras, et en particulier au niveau du pli du coude et dans la région carpienne.

En dessous de la septième apophyse épineuse dorsale, il existe un point douloureux particulièrement intéressant à étudier. Il est le siège d'un endolorissement continuel avec élancements intermittents, surtout marqués le soir, ou quand la malade veut se redresser complètement ; elle souffre moins quand le tronc est légèrement fléchi. Autour de ce point très limité, que la pulpe de l'index peut recouvrir, il existe une zone de 3 à 4 centimètres de rayon qui est sensible. Cependant, la pression ne réveille la douleur que sur le point indiqué. En explorant avec soin toute la longueur de la colonne vertébrale, nous ne trouvons aucun autre point douloureux.

Sur les conseils de M. Charcot, nous prescrivons des pilules avec 1 centigr. d'extrait thébaïque et 2 centigr. d'extrait de jusquiame, 10 par jour, puis 12, 14, etc. La malade ne fut guère soulagée que lorsqu'elle prit 20 pilules par jour. Elle quitta alors Paris sans être complètement guérie et nous ne pouvons dire ce qui est advenu depuis.

OBSERVATION VII.

(Communiquée par M. le D^r Ch. Féré.)

M. M..., 35 ans. Père rhumatisant. A eu lui-même entre 20 et 25 ans, deux attaques de rhumatisme articulaire aigu généralisé ; jamais d'autre maladie.

Depuis le 12 janvier (1882) au moins, il souffre d'une névralgie du bras gauche. Il attribue sa maladie à un coup de vent éprouvé la veille en sortant du théâtre. Au réveil, il sentit une douleur en bracelet au niveau du poignet plus intense du côté antérieur ; cette douleur était continue, constrictive sans exaspérations. Elle persista avec les mêmes caractères toute la journée ; mais s'accrut dans la soirée, devint exacerbante et s'étendit à tout l'avant-bras, au bras et à l'épaule. Elle est restée dans cet état depuis lors ; douleurs continues prédominant au niveau du poignet et sur la partie antérieure du moignon de l'épaule. C'est surtout dans ces deux derniers points que siègent les douleurs lancinantes intermittentes.

Le moindre mouvement du membre supérieur dans ses divers segments est très douloureux ; le malade est obligé de porter son bras en écharpe et c'est à grand'peine qu'il peut se vêtir : les mouvements des doigts eux-mêmes sont très gênés, la flexion forcée ne peut s'accomplir. La moindre pression sur la peau est douloureuse, sur toute la partie antérieure et interne du membre, depuis l'aisselle jusqu'à 3 centimètres au-dessus de l'articulation radio-carpienne, sans prédominance aux points d'émergence des nerfs, ni en aucun point de leur trajet. Les articulations elles-mêmes sont indolores. Aucun changement de coloration de la peau, aucun gonflement. Sensation d'engourdissement et de froid à l'extrémité des doigts. Exaspérations nocturnes.

Nous avons exploré avec soin l'aisselle et le creux sus-claviculaire sans provoquer de douleur sur le trajet des nerfs.

Mais le malade se plaint de souffrir dans le dos et il indique deux régions douloureuses, l'une dans le cou, l'autre dans la région lombaire. L'exploration directe nous montre qu'il existe entre les apophyses épineuses de la sixième cervicale et de la proéminente un point douloureux très sensible à la pression et un autre entre les apophyses épineuses de la troisième et quatrième lombaire moins sensible. Les moindres mouvements de la colonne vertébrale retentissent douloureusement sur ces points, qui même dans l'immobilité sont le siège d'élancements spontanés et d'une sensation continue de pression.

Des pointes de feu légères ont été appliquées sur ces deux régions douloureuses (le malade n'a pas été revu).

OBSERVATION VIII.

(Communiquée par M. le D^r Ch. Féré.)

Mme A..., 32 ans, grande blonde, à peau très fine, a l'aspect général d'une rhumatisante, mais elle n'a jamais eu de manifestations douloureuses du côté des articulations. Elle paraît peu renseignée sur ses antécédents héréditaires et n'avoue d'autre maladie antérieure qu'une rougeole.

Au commencement de novembre 1881, elle éprouva une sensation de pesanteur au niveau du pli du coude gauche, assez intense pour l'empêcher de jouer du violon. Le lendemain elle s'éveilla à deux heures du matin avec une douleur très intense, lancinante dans le milieu du dos. Ce ne fut que dans la journée suivante que son bras gauche s'endolorit, et peu à peu devint le siège d'élancements très pénibles et qui le devinrent bientôt de plus en plus, et toujours la nuit. Mais c'est la douleur du dos qui a toujours été la plus intense et la plus insupportable; aussi la malade s'est-elle soumise aux traitements les plus énergiques; elle a tout le dos couvert de cicatrices, de cautérisations ponctuées et transcurrentes.

Lorsque cette malade se présenta à la consultation de M. Charcot (16 janvier 1882), la névralgie et les douleurs du dos n'avaient subi aucune modification. La douleur prédominait dans la région cubitale de l'avant-bras et de la main, mais tout le bras et toute l'épaule étaient douloureux (douleurs continues et lancinantes). La région radiale et médiane de l'avant-bras et de la main étaient tout à fait indemnes. Aucun des points douloureux classiques: la pression sur le cubital au niveau de l'épitrochlée est seulement beaucoup plus sensible et provoque, même quand elle est légère, des élancements insupportables sur tout le trajet périphérique du nerf. Aucun point douloureux au bras, dans l'aisselle, dans le creux sus-claviculaire.

La pression sur les apophyses épineuses nous montre que la douleur est localisée sur les 7e, 8e et 9e apophyses dorsales, elle ne provoque aucune sensation pénible dans les autres régions depuis l'occiput jusqu'au sacrum.

Dix pilules par jour avec 1 centigramme d'extrait thébaïque et 2 centigrammes d'extrait de jusquiame, en augmentant de deux pilules par jour. L'amélioration se fit sentir dès le quatrième jour; néanmoins on alla jusqu'à 24 pilules par jour. Le 30 janvier toute douleur avait disparu et Mme A... pouvait agir librement, mais il restait encore une grande sensibilité à la pression dans la région dorsale.

Comme nous le voyons dans ces quelques observations, la douleur rachidienne, soit spontanée, soit provoquée par la pression, est constante quand il s'agit de nervosisme, d'irritation spinale. Nous remarquons, en outre, que cette douleur est variable quant à son siège, et qu'elle ne correspond pas toujours au point d'origine médullaire des nerfs douloureux. « Dans ces cas, ne pourrait-on pas attribuer les troubles fonctionnels à une affection plus ou moins passagère de la moelle ou des méninges, prédominant au niveau des noyaux d'origine de certaines fibres nerveuses ou au niveau de leur émergence ? » (Féré) (1).

Faisons encore remarquer que, dans les cas cités, la guérison, ou une amélioration sensible, a été obtenue par l'administration de l'extrait thébaïque à doses progressives, alors que toute autre médication avait précédemment échoué.

Nous citons ici une observation de névralgie intercostale rapidement et radicalement guérie par l'application d'un vésicatoire sur le point apophysaire.

OBSERVATION IX.

La nommée D... (Alphonsine), âgée de 24 ans, est située au n° 15 de la salle n° 2 à la clinique d'accouchement.

Cette femme est accouchée le 16 octobre 1883 après un travail long et pénible; perte de sang assez considérable. Elle n'accuse pas de maladie grave antérieure. Migraines fréquentes avant son mariage.

Le 26. Elle éprouve dans le côté droit une douleur vive avec élancements, sur le trajet des septième et huitième nerfs intercostaux. Ce premier accès dure environ trois quarts d'heure et ne laisse à sa suite qu'un léger endolorissement surtout quand la malade fait un effort d'inspiration. Dans le courant de la nuit elle est réveillée par un nouvel accès en tout semblable au premier.

(1) Ch. Féré. Loc. cit.

Les jours suivants, les douleurs névralgiques reviennent aux mêmes heures et avec une intensité croissante. Nous constatons la présence d'un point douloureux à la pression au niveau des apophyses épineuses des cinquième et sixième vertèbres dorsales.

Le 28. Un sinapisme appliqué sur le trajet des nerfs douloureux n'amène aucune amélioration.

Le 30. Le mieux n'étant pas survenu, nous appliquons un vésicatoire de 5 centimètres de long sur 3 de large au niveau des points apophysaires. L'après-midi, la malade ne voit pas venir son accès à l'heure habituelle; la nuit est calme, et il ne reste qu'une douleur passagère au moment des grandes inspirations.

Le 31. Toute douleur a disparu pour ne plus revenir les jours suivants.

Nous avons essayé de montrer le rapport qui existait entre certaines névralgies et l'irritation spinale ; nous avons cité les diverses théories qui avaient été émises pour expliquer l'état particulier de la moelle, et parmi elles, nous n'avons retenu que la congestion et l'anémie. Comment agit maintenant la congestion pour provoquer cette excitabilité des éléments nerveux centraux ? Il est évident que là où il y a fluxion, il doit se produire une augmentation des phénomènes nutritifs, et parconséquent une exagération des fonctions des organes. S'il s'agit d'une congestion veineuse, cette accumulation de sang saturé d'acide carbonique déterminera une excitation encore plus marquée ; on peut encore invoquer la compression qui résulterait de la dilatation vasculaire. L'anémie des centres, défendue par Hammond, Jaccoud et Krishaber, serait, d'après ce dernier auteur, toujours secondaire ; elle proviendrait d'un trouble de l'excitabilité qui mettrait en jeu le système vaso-moteur et amènerait ainsi une rétraction des petits vaisseaux. Il y aurait donc, comme phénomène primitif, une prédisposition générale, qui n'est autre chose que le nervosisme de Bouchut (1), cette *diathèse nerveuse* — M. Jaccoud pense que l'ischémie cérébro-spinale est primitive dans le cas où il s'agit d'anémie constitutionnelle. — Quoi qu'il en soit, cette diminution dans l'apport du sang amoindrit la vitalité des cellules nerveuses ; par cela même, leur excitabilité qui, à l'état normal ne serait éveillée que par des excitations assez fortes, est facilement mise en jeu par la cause la plus légère. C'est ce que l'on a appelé la *faiblesse irritable* (Jaccoud).

Une des causes les plus fréquentes de l'irritation spinale est la chloro-anémie ; aussi, la rencontre-t-on souvent chez la femme et la jeune fille ; mais ce serait un tort de croire que cette affection est rare chez l'homme la statistique de Krishaber semblerait même indiquer que ce sexe y est prédisposé, et dans ce cas, ce serait dans le tempérament nerveux, le nervosisme, qu'il faudrait rechercher le point de départ du mal. Quoi qu'il en soit, la prédisposition existant, il suffit, pour voir éclore les phénomènes douloureux ou autres, d'une fatigue intellectuelle, d'impressions morales vives, ou même légères, d'excès quelconques. Avant de terminer nous tenons encore à citer l'impaludisme, dont l'action, d'après M. Armaingaud, serait évidente dans l'origine de cette maladie.

(1) Bouchut. Du nervosisme aigu et chronique, 2e édition. Paris, 1877.

Nous avons vu que la diathèse rhumatismale avait été invoquée comme cause prédisposante de certaines névralgies périphériques. Mais là ne se borne pas son action, et sans énumérer tous les organes qui peuvent être touchés par le rhumatisme, nous nous contenterons de citer la possibilité de sa localisation dans l'appareil spinal. Depuis que l'attention avait été attirée de ce côté, on avait remarqué qu'un assez grand nombre de rhumatisants se plaignaient de douleurs rachialgiques.

Arrhighi, le premier, fit connaître un cas dans lequel une méningite spinale avait succédé à la goutte. Des recherches furent entreprises ; Andral, Ollivier (d'Angers), Bouillaud admirent que certaines formes de lombago n'étaient autre chose que des rhumatismes des enveloppes de la moelle. Des autopsies furent faites, et l'on trouva des lésions manifestes. Depuis ces faits, tout le monde est d'accord pour reconnaître l'existence du rhumatisme spinal (Mora) (1).

Il ne faudrait cependant pas croire que, dans tous les cas, il y a une lésion intra-rachidienne bien évidente ; la plupart du temps, il ne s'agit que d'une simple congestion localisée à certains points et qu'il serait bien difficile de reconnaître après la mort ; dans un grand nombre d'autopsies, en effet, on n'a rien trouvé de nettement appréciable. — D'autres fois, la congestion probablement plus prononcée pendant la vie, a été constatée de visu sur quelques points des enveloppes. Dans certains cas enfin, l'altération des organes ne peut être

(1) Mora. Des localisations spinales du rhumatisme. Th. Paris, 1876.

mise en doute ; on retrouve divers degrés de méningite, de méningo-myélite avec production de sérosité lactes-cente dans l'arachnoïde,

Un des symptômes principaux observé dans le rhumatisme spinal, c'est la douleur ressentie le long de la colonne vertébrale ; elle est spontanée, accrue par la pression et les mouvements. Très mobile, on l'observe le plus souvent vers la région lombaire ou dorsale ; mais il n'est pas rare de la rencontrer au niveau des vertèbres cervicales.

Cette douleur ne reste pas localisée à la région vertébrale, elle envoie fréquemment des irradiations dans la région qui lui correspond, en suivant principalement le trajet des gros troncs nerveux. La pression sur les différents nerfs n'augmente pas la douleur. Dans la forme légère, il se peut que ces douleurs irradiées constituent avec la rachialgie le principal, ou même le seul symptôme de la maladie. Dans la forme moyenne et la forme grave, les accidents seront plus variés : fièvre, hyperesthésies, contractures, phénomènes tétaniques, paraplégie, etc. Ce qui contribuera à établir ou confirmer le diagnostic, c'est l'alternance fréquente de la manifestation spinale et des symptômes articulaires.

OBSERVATION X.

Congestion rhumatismale des méninges rachidiennes. — Paraplégie avec contractures. — Guérison. — (Par Maurice Notta, interne des hôpitaux. Union médicale, 1883.)

Mlle C..., âgée de 30 ans, a toujours été d'une bonne santé. Ses parents sont vivants ; elle a deux sœurs bien portantes, et a perdu trois frères de phthisie pulmonaire.

Pas d'antécédents spécifiques personnels ni héréditaires. Elle n'a jamais eu de rhumatisme.

Vers la fin de décembre 1881, elle eut une angine simple, à la suite de laquelle elle fut prise de douleurs le long de la colonne vertébrale. Elle crut qu'il s'y formait des clous, et, à plusieurs reprises, explorant cette région avec le doigt pour s'en assurer, elle remarqua qu'elle était très douloureuse au toucher.

26 janvier 1882. Elle fit une course de 2 kilomètres, et, en marchant, elle éprouva une faiblesse très marquée dans les deux membres inférieurs. Pendant la nuit, qui fut agitée, elle ressentit des douleurs dans les jambes.

Le 27. Elle se lève et marche difficilement, se traînant sur la pointe des pieds. Il lui semblait, dit-elle, qu'elle marchât sur du coton.

Le 28. Cet état s'aggrave. Elle est obligée d'aller se coucher, mais ne peut pas monter à sa chambre, et l'on est forcé de la porter dans son lit. Le D{^{r}} Notta (de Lisieux) est alors appelé, et trouve la malade dans l'état suivant : elle est dans le décubitus dorsal et dans une immobilité complète; il lui est impossible de lever les deux jambes du plan du lit. Elle ressent des douleurs lancinantes dans les jambes, des fourmillements dans les extrémités, et l'on constate une hyperesthésie considérable dans la peau. Si l'on cherche à plier les membres pelviens, on sent une raideur très marquée. Elle n'accuse pas de douleurs en ceinture. Par la pression le long du rachis, on détermine de la douleur dans sa moitié inférieure ; les premières vertèbres dorsales sont même un peu sensibles. Les genoux et les autres articulations ne présentent ni rougeur, ni tuméfaction. Le pouls fréquent, régulier, est à 100 ; la température 38,5. L'état général est assez bon ; elle n'a ni nausées, ni vomissements. L'intelligence est très nette.

M. Notta prescrit six ventouses scarifiées à la partie inférieure du rachis.

Le 29. Même état. L'hyperesthésie des membres inférieurs est telle qu'elle arrache des cris à la malade ; le passage du chemin de fer, l'ébranlement causé par la marche d'une personne dans l'appartement provoquent des douleurs atroces. Vésicatoire volant (de 22 centimètres sur 10) au niveau de la région lombaire; trois cuillerées de sirop de chloral.

Le 30. Cet état paraît s'aggraver : la nuit a été très mauvaise

Les douleurs sont très vives ; la raideur des membres inférieurs a augmenté. Les fourmillements, qui ont disparu dans les pieds lorsque les douleurs sont devenues plus vives, existent maintenant dans les mains et dans les bras. Il n'y a pas de paralysie des membres supérieurs ; la malade remue bien les bras. On constate une vive sensibilité par la pression le long des vertèbres cervicales et dorsales. Il n'y a pas de troubles cérébraux. Le pouls est à 120. Ventouses scarifiées, trois cuillerées de sirop de chloral pour la nuit. Calomel, 20 centigrammes en vingt paquets. Un d'heure en heure.

Le 31. Même état ; il y a eu quelques garde-robes.

1er février. La malade a eu des sueurs profuses toute la journée. Les fourmillements des bras ont disparu. Mais elle se plaint de vives douleurs dans l'articulation de l'épaule et du coude. Le soir, elle commence à remuer un peu les jambes. Vésicatoire volant sur les régions cervicale et dorsale. Le calomel (dix paquets) est continué.

Le 2. La malade a dormi une heure et se trouve beaucoup mieux. La contracture et l'hyperesthésie des membres inférieurs ont disparu ; la malade peut plier et remuer les jambes. Les articulations de l'épaule et du coude sont très douloureuses.

Elle se plaint d'avoir mal à la gorge et de tousser un peu. Nous constatons une légère rougeur du pharynx ; la langue est souple, humide, un peu saburrale. Le pouls est à 104.

Le 3. La nuit a été agitée. Les douleurs ont reparu dans les membres inférieurs, et les fourmillements dans les mains. La malade a eu des sueurs toute la nuit. A l'examen de sa gorge, M. Notta constate l'existence d'une rougeur vive, diffuse, comme scarlatineuse. En outre, le mouvement qu'elle fait pour s'asseoir sur son lit lui cause une vive douleur dans le rachis. Le pouls est à 104. Vésicatoire de 18 centimètres sur la région dorso-lombaire. Salicylate de soude, 3 grammes.

Le soir, la malade se plaint de vives douleurs dans la hanche droite. Elle a un peu de raideur dans la jambe correspondante, mais peut néanmoins fléchir les deux membres inférieurs. Le pouls est à 116.

Le 4. Elle n'a pas dormi et a eu des sueurs abondantes toute la nuit. Les fourmillements dans les mains ont disparu ; les douleurs

dans l'épaule droite et dans la hanche droite ont beaucoup diminué. Le mal de gorge persiste. Le pouls est à 104.

Du 5 au 10 février. La malade va mieux. Elle n'a plus de douleurs dans les articulations, remue les bras et les jambes librement ; mais, au moindre mouvement, elle ressent des douleurs
profondes dans la colonne vertébrale. La douleur est, en outre,
provoquée par la pression sur les apophyses épineuses au niveau de
la septième vertèbre cervicale, des cinq premières dorsales et des
vertèbres lombaires. L'angine persiste. Le pouls est tombé à 88.
Le salicylate de soude est continué à la dose de 3 à 4 grammes par
jour.

Le 10. L'angine diminue, et le pharynx n'a plus cette rougeur
vive des premiers jours. La malade a ressenti dans les deux poignets des douleurs assez vives qui ont disparu le matin ; ces articulations ne présentent ni rougeur, ni gonflement, et leurs mouvements ne sont pas gênés. Les douleurs rachidiennes sont toujours
aussi fortes. — Deux vésicatoires (de 13 centim. sur 8) sont appli-
qués l'un sur la région lombaire, l'autre sur la région dorsale.

Le 11. Nuit agitée et vives douleurs causées par les vésicatoires.

Le 12. La malade se trouve beaucoup mieux. Elle a plus de force
dans les jambes et commence à avoir un peu d'appétit. Le mal de
gorge a complètement disparu.

Du 13 au 25. Le mieux persiste. La malade se lève, marche dans
la maison ; mais, tous les matins, elle tousse un peu et rend quelques crachats sanglants. Apyrexie complète.

Du 26 février au 15 mars. Les douleurs rhumatismales réappa-
raissent. D'abord, dans l'épaule droite et le coude droit, puis dans
la hanche gauche, elles passent dans la hanche droite ; ces douleurs
erratiques se portent tantôt sur une articulation, tantôt sur une
autre. L'état général est très bon ; l'appétit augmente ; il y a absence totale de fièvre. Le salicylate de soude est repris à la dose de
4 grammes par jour.

Le 10. Les douleurs ont beaucoup diminué et la malade va
bien. Les poignets sont encore un peu gonflés ; les crachements de
sang ont disparu complètement.

Le 28. La malade se plaint de douleurs vives dans le cou et entre
les deux épaules, de fourmillements et de faiblesse dans les bras.

La pression le long des vertèbres cervicales est très douloureuse. Il n'y a ni faiblesse, ni raideur des jambes. Vésicatoire volant (de 16 centim. de long sur 7 de large) sur la région cervicale.

Dans les jours qui suivent, la malade se trouve beaucoup mieux. L'état général est très bon, l'appétit et le sommeil excellents.

10 avril. De nouvelles douleurs rhumatismales apparaissent dans les articulations, surtout dans les épaules. — Teinture de colchique, 20 gouttes par jour.

11 mai. La malade va bien. Elle marche facilement et sort tous les jours. Elle dort et mange bien. Elle a toujours des douleurs erratiques tantôt dans les poignets, tantôt dans les épaules.

M. Notta supprime tout traitement pendant les mois suivants. Les douleurs disparaissent peu à peu, et, au mois de septembre, la santé est complètement rétablie. Depuis, nous avons revu plusieurs fois la malade, dont la santé est très bonne, et qui n'a plus ressenti la moindre douleur rhumatismale.

Dans cette observation, outre l'alternance des phénomènes articulaires et spinaux, nous trouvons, au début, cette douleur rachidienne sur laquelle nous avons appelé l'attention et quelques temps après des irradiations douloureuses du côté des membres inférieurs.

De cette courte étude sur le rhumatisme spinal, nous retiendrons seulement la rachialgie et les douleurs névralgiques souvent fugaces et mobiles. Ce sera une preuve de plus en faveur de la théorie des névralgies d'origine centrale.

Mais il n'y a pas que le rhumatisme qui détermine dans les centres des lésions capables de produire des irradiations douloureuses sur le trajet des nerfs; chaque fois que, pour une cause ou pour une autre, il y aura congestion, inflammation, épaississement des méninges, exsudats plus ou moins abondants, les phénomènes névralgiques auront chance d'apparaître, qu'ils soient provoqués par une irritation simple des racines ou des noyaux, ou dus à la compression. L'inflammation peut encore se propager par voisinage des enveloppes rachidiennes aux racines nerveuses. Il se passe donc au niveau des centres ce que nous avons déjà observé du côté des nerfs périphériques, c'est-à-dire que la névralgie reconnaîtra tantôt pour cause une simple congestion, tantôt une compression, tantôt enfin une inflammation, véritable névrite des racines. Chez la malade qui fait l'objet de l'observation suivante, et qui était atteinte d'une pachyméningite, c'est l'une de ces trois causes qui a donné naissance aux diverses névralgies, ou peut-être même les trois réunies dans différentes régions de l'axe rachidien.

Nous remercions M. Bernard, interne de M. Charcot, d'avoir bien voulu nous indiquer ce fait intéressant.

OBSERVATION XI.

La nommée G... (Marie), âgée de 53 ans, est entrée à la Salpêtrière, le 31 juillet 1883. Elle est couchée au lit n° 2 de la salle Cruveilhier.

La mère très nerveuse est morte à 47 ans, au retour d'âge.

La malade réglée à 12 ans 1/2, voit encore régulièrement. Variole à 12 ans. Vers l'âge de 20 ans, et à la suite d'une vive contrariété, dit-elle, elle perdit brusquement la vue. Elle suivit un traitement médical qui détermina une amélioration sensible de l'organe visuel. Il y a huit ans, opération double de l'iridectomie.

Quelques jours après, la malade se mit à uriner fréquemment, elle était forcée de se relever la nuit; soif vive. — On constata la présence du sucre dans les urines. — Amaigrissement rapide.

Quatre à cinq mois après, le sucre avait disparu, mais la polyurie et la polydipsie persistèrent; ces symptômes existent encore aujourd'hui et sont compliqués d'une perte d'appétit. La malade éprouve fréquemment le besoin de dormir.

Au mois de décembre 1882, cette femme commença à ressentir de vives douleurs dans la région lombaire. Quelque temps après, elles apparurent dans les deux jambes sans localisation spéciale elles revenaient par intervalles irréguliers plusieurs fois par jour. En même temps, fourmillements principalement dans les talons. Ces douleurs ne tardèrent pas à se montrer dans les membres supérieurs. La colonne vertébrale devint sensible dans toute son étendue, mais principalement au niveau de la région lombaire et de la partie supérieure de la région dorsale. En plus de la douleur aiguë, revenant par accès, il existe une douleur sourde continue; irradiations suivant le trajet des nerfs intercostaux, sur tout le côté gauche et vers la partie inférieure du thorax. En général, ces douleurs sont mobiles.

Deux mois environ avant son entrée à l'hôpital, la malade s'aperçut qu'elle se levait difficilement quand elle était assise, et que ses membres inférieurs devenaient roides. Cet état s'aggrava à un tel point, que la marche devint impossible. Notons encore des vomissements fréquents et de l'incontinence d'urine.

Depuis son entrée à l'hôpital, la situation des membres inférieurs s'est sensiblement améliorée. — Traitement: bromure de potassium, pointes de feu tous les huit jours sur la colonne vertébrale; bains sulfureux, douches froides.

La malade peut se lever et marche assez facilement, les douleurs sont moins intenses dans les membres inférieurs.

21 novembre 1883. Douleur spontanée dans la région lombaire et la région interscapulaire; irradiations douloureuses dans toute l'épaule gauche. Douleur également vive sur le trajet des septième et huitième nerfs intercostaux gauches, surtout vers leur partie antérieure. La pression même légère sur les apophyses épineuses, depuis la région cervicale jusqu'à la région lombaire, est difficilement supportée; *hyperesthésie généralisée* à tout le thorax et sur toute l'étendue des membres inférieurs. Exagération des réflexes.

La malade quitte l'hôpital sur sa demande, vers la fin de novembre dans un état fortement amélioré.

Certaines lésions de la moelle et en particulier la sclérose des cordons postérieurs, sont accompagnées de douleurs vives siégeant sur le trajet des nerfs, auxquelles on a donné le nom de douleurs fulgurantes. Quelques auteurs ne veulent pas considérer ces manifestations douloureuses comme de véritables névralgies, prétendant qu'elles ont une forme spéciale s'écartant du type ordinaire. Mais, combien peu de névralgies se ressemblent ?

Il serait bien difficile, dans nombre de cas, de faire une distinction nette entre les phénomènes initiaux du tabes et les élancements douloureux dus à une autre cause. Les névralgies de la face, par exemple, ne sont pas rares au début de l'ataxie; pourquoi donner à ces douleurs le nom de névralgies tant que le diagnostic ne sera pas établi, et leur retirer cette dénomination lorsque la lésion tabétique sera confirmée, alors qu'elles auront le même siège et une forme identique? Nous pensons donc que la plupart du temps il faudra considérer les élancements douloureux dus à la sclérose comme des névralgies d'origine centrale. Nous disons la plupart du temps, car le fait récent de M. Déjerine (1) nous montre une exception à la règle. Dans ce cas intéressant, les symptômes ordinaires du tabes avaient été notés et cependant l'autopsie n'a révélé aucune altération de la moelle; la lésion a été retrouvée seulement sur le trajet des nerfs périphériques.

Il est des cas où l'on peut facilement diagnostiquer le

____

(1) Déjerine. Comptes rendus de l'Académie des sciences, 1883.

Quermonne.   6

siège de la lésion, tout en restant indécis sur la cause déterminante de la névralgie. A ce propos, nous rapportons un fait signalé par M. Nicaise (1).

En 1881, ce chirurgien amputa la cuisse d'un homme de 27 ans, atteint de tumeur blanche du genou. Une longue portion du sciatique fut reséquée dans le moignon. Réunion par première intention. Mais dix jours après l'opération, le malade ressentit des douleurs très vives dans le membre amputé, dans le pied, les orteils. Quelques années auparavant, il avait eu de ce côté une névralgie sciatique rebelle. Celle-ci fut réveillée par l'opération sans que ni le moignon ni le trajet du nerf fussent douloureux à la pression; le malade avait des sensations douloureuses subjectives très vives.

Ce fait n'a pas besoin de commentaires, il est bien évident qu'on ne peut songer ici à une névralgie périphérique.

Nous avons vu précédemment que certains états généraux tels que le nervosisme, l'anémie constitutionnelle, l'impaludisme prédisposaient aux névralgies d'origine centrale; nous pourrions peut-être encore invoquer ici l'influence des diathèses herpétique, arthritique, syphilitique, mais nous nous trouvons en présence d'hypothèses tellement vagues, que nous n'osons nous étendre sur ce sujet.

Relativement au diabète, les détails sont plus précis, et il ne sera pas inutile, croyons-nous, d'insister un peu sur ce point.

(1) Nicaise. Bull. et Mémoires de la Soc. de chirurgie, 1882.

Les troubles nerveux observés chez les diabétiques sont très variés; la motilité, la sensibilité, l'intelligence, peuvent être atteints à des degrés différents. Ce qui nous intéresse ici, ce sont les phénomènes du côté de la sensibilité. Les névralgies ne sont pas rares chez les glycosuriques, elles sont assez souvent symétriques et atteignent de préférence les nerfs sciatiques. Rien que cette symétrie nous ferait déjà penser à la possibilité de l'origine centrale de la névralgie; mais, ce qui nous fortifierait dans cette opinion, c'est la coïncidence fréquente des irradiations douloureuses, et de certains phénomènes tels que troubles de la motilité, embarras de la parole, qui ne peuvent s'expliquer que par une intervention des centres. Nous empruntons au mémoire de MM. Bernard et Féré (1) l'observation suivante.

OBSERVATION XII.

Mme X..., diabétique: névralgie faciale, puis diplopie et chute de la paupière supérieure droite. Quelques mois après, déviation de la commissure labiale gauche, avec embarras de la parole et de la déglutition. Quelque temps après, tout à coup, embarras plus considérable de la parole, qui n'est jamais redevenue normale.

Le point de départ central paraît encore évident chez les individus qui présentent de l'anesthésie, des fourmillements, des douleurs fulgurantes, à un tel point qu'on se croirait en présence de phénomènes tabétiques.

(1) Bernard et Féré. Des troubles nerveux observés chez les diabétiques. Archives de Neurologie, nos 7 et 12, 1882.

Notons que, dans un certain nombre de cas, le sucre a diminué ou même disparu lorsque se montrent les accidents nerveux, ce qui rend le diagnostic souvent fort difficile. Comment maintenant expliquer la production de ces phénomènes chez les diabétiques? « Il paraît vraisemblable qu'ils peuvent s'expliquer, dit M. Bouchard, soit par des altérations humorales, et par le trouble de la nutrition cérébrale qui peut en être la conséquence, soit par des altérations vasculaires capables de modifier l'irrigation des centres nerveux. Dans l'état actuel de nos connaissances, on serait tenté de les rapporter soit à l'hyperglycémie, ou à l'hydrémie, ou à l'acétonémie, soit à la prolifération conjonctive des vaisseaux, qui, chez les diabétiques, ont été constatées dans différents viscères (1). » Marchal (de Calvi) pense que les troubles sensitifs ou moteurs sont, la plupart du temps, d'origine congestive. Dickinson (2) a décrit les lésions suivantes du système nerveux : « Ce sont des excavations miliaires qui se rencontrent le long des vaisseaux, et dans lesquelles on trouve du sang extravasé ou des cristaux d'hématine, indiquant leur origine hémorrhagique, et des foyers de sclérose miliaire qui peuvent se rencontrer aussi bien dans le cerveau que dans la moelle (3) ». Disons enfin qu'on a encore expliqué tout récemment ces faits par des embolies graisseuses des centres nerveux.

(1) Bouchard. Maladies par ralentissement de la nutrition, 1882, p. 181.
(2) Dickinson. Diabetes. London, 1877, p. 30.
(3) Bernard et Féré. Loc. cit.

Quoi qu'il en soit de ces théories, il est évident pour la plupart des auteurs que les névralgies des diabétiques ont une origine centrale.

La *compression* intra-crânienne et intra-rachidienne joue encore un grand rôle dans la production des névralgies. Pour mener à bien cette étude importante nous ne saurions mieux faire que de nous reporter aux leçons de M. le professeur Charcot (1).

Les phénomènes douloureux qui naissent sous l'influence de la compression intra-rachidienne sont appelés *pseudo-névralgies*. Cependant, la plupart du temps, ces irradiations ne diffèrent en rien des névralgies dont nous nous sommes précédemment occupé, et que nous avons considérées comme ayant une origine centrale. « Il s'agit là, presque toujours du moins, à une certaine époque d'une véritable névrite, comparable, à tous égards, à celle qui naît et progresse sous l'influence de lésions traumatiques : le caractère de la douleur est le même (Charcot). »

Nous sommes donc bien ici en présence de névralgies-névrites, semblables à celles que l'on rencontre fréquemment sur le trajet des nerfs périphériques ; nous ne voyons donc point quel motif nous déterminerait à changer la dénomination *névralgie*, que nous avons admise d'une façon générale pour un grand nombre d'états différents. Du reste, au début, les phénomènes dus à la compression sont quelquefois très vagues, il est souvent bien difficile de faire un diagnostic exact, et

____

(1) Charcot. Leçons sur les maladies du système nerveux, t. II.

l'on peut croire pendant longtemps à l'existence d'une névralgie simple. Témoin le cas rapporté par M. Charcot. (*Loc. cit. en note.*)

OBSERVATION XIII.

Il s'agit d'un homme de 50 ans, atteint de la paraplégie du mal de Pott. Cet individu n'avait pas de déformation du rachis. La compression de la moelle était due à un épaississement de la dure-mère (pachyméningite caséeuse externe). Avant sa paralysie le malade avait éprouvé pendant plusieurs mois des douleurs localisées sur le trajet des nerfs intercostaux, et l'on avait supposé tout d'abord qu'il s'agissait d'une simple névralgie intercostale. Plus tard, en raison de la persistance et du caractère de ces douleurs, on avait émis l'opinion que la névralgie était symptomatique. Mais le diagnostic ne fut définitivement éclairci que lorsque survint la paraplégie.

Lorsque la tumeur est extra-spinale, la compression n'agit pas immédiatement sur la moelle ; elle atteint préalablement les parties qui entourent l'axe nerveux central : filets nerveux des pièces de la colonne vertébrale, couche cellulo-graisseuse (périméninge), dure-mère, pie-mère, racines nerveuses. Outre la douleur locale qui résulte de la compression et de l'irritation qui lui fait suite, il existe encore des irradiations douloureuses périphériques, surtout quand la tumeur vient agir sur les racines. Ces phénomènes douloureux prennent le nom de *symptômes extrinsèques*. En outre, l'on observe quelquefois (et cela prouve bien la nature inflammatoire de la maladie) des atrophies musculaires, de la paralysie, des contractures, et du côté de la peau, le zona, les bulles pemphigoïdes et les eschares.

Lorsque la tumeur vient à atteindre la moelle, ou lorsqu'elle naît primitivement dans son tissu, ce ne sont plus des phénomènes douloureux que l'on observe, mais d'abord des troubles de la motilité, puis des troubles de la sensibilité : fourmillements, hyperesthésies, dysesthésie, retard dans la transmission. Donc, d'après Cruveilhier, la douleur fait défaut quand il s'agit de lésions intra-spinales, elle apparaît plus ou moins violente au contraire, si les lésions sont en dehors de la moelle.

Les productions qui peuvent faire saillie dans le canal rachidien et déterminer la compression sont le sarcome, les échinocoques, le carcinome du tissu cellulo-adipeux, les néoplasies inflammatoires (pachyméningite interne, hypertrophique), abcès, hyperostoses syphilitiques, arthrite sèche, les affaissements du mal de Pott et du mal vertébral cancéreux.

Il est des cas où les symptômes ordinaires de la névralgie centrale font défaut, c'est-à-dire qu'il y a absence du point apophysaire, absence de phénomènes de diffusion, et cependant l'on peut presque affirmer l'existence d'une origine centrale de la douleur ; c'est lorsqu'il s'agit de névralgies *doubles symétriques*. Il est rationnel en effet d'admettre, dans ces cas, qu'un segment de la moelle, ou une partie des enveloppes ou des racines est atteinte en même temps de chaque côté, puisqu'il y a contiguïté et que les noyaux de deux nerfs symétriques sont très rapprochés. Si l'origine centrale était repoussée, il faudrait supposer une lésion siégeant à la fois sur les deux mêmes nerfs et au même niveau dans chaque membre, ce qui est bien moins simple que la première hypothèse. Cette coïncidence peut exister, il est vrai, mais elle doit être rare. — A l'appui de ce fait nous citerons l'observation suivante, dans laquelle la névralgie est bien limitée au trajet du même nerf, de chaque côté.

OBSERVATION XIV.

Névralgie du nerf saphène interne, par M. Bousseau (1).

Ernest F..., âgé de 28 ans, peintre, entre à l'Hôtel-Dieu, salle Saint-Lazare, n° 26, le 4 juin 1868.

Cet homme bien portant dans sa jeunesse, contracta à l'âge de 18 ans un chancre du frein qui dura trois mois et pour lequel on lui fit prendre de grandes quantités de mercure. Etait-ce un chancre syphilitique? il serait difficile de l'affirmer, car depuis, le malade n'a eu aucune manifestation secondaire.

Il y a trois ans, étant à la Havane, il eut des coliques sèches, très douloureuses, qui se répétèrent à intervalles inégaux, pendant près d'une année. Les médecins qui le soignaient crurent à un raccourcissement intestinal. Mais en interrogeant avec soin le malade, on apprend qu'il est aquarelliste, emploie constamment la gouache, et a l'habitude de porter son pinceau à la bouche pour en faire la pointe. Il devient certain dès lors que les coliques éprouvées par ce malade sont le résultat d'une intoxication saturnine ; d'ailleurs il porte aux gencives le liséré caractéristique, et par trois fois différentes que ses douleurs l'ont repris depuis son arrivée à Paris, il a été constamment amélioré par des purgatifs.

Quoi qu'il en soit, le fait le plus curieux qu'il présente et le seul dont je veux m'occuper ici, est celui d'une *névralgie* du nerf saphène interne des mieux caractérisées.

Il y a dix jours, ce malade commence par éprouver le long du bord interne des deux pieds des fourmillements qui s'étendent un

(1) In Gazette des hôpitaux, 1869, p. 27.

peu sous la plante des deux premiers métatarsiens et sous la moitié interne des talons ; ces fourmillements sont continus, supportables ; mais de temps à autre, six à sept fois par jour au moins, il survient subitement des élancements extrêmement douloureux et qui durent de une à deux minutes. Pendant le sommeil, les mouvements inconscients des membres occasionnent des douleurs telles que le malade réveillé brusquement ne trouve de soulagement qu'en se couchant sur les carreaux de sa chambre ou en s'enveloppant d'une alèze mouillée. En même temps, le bord interne du pied se tuméfie légèrement, devient rouge, et est le siège d'une transpiration abondante.

A son entrée, ces phénomènes ont à peu près disparu. Trois ou quatre jours après le début, les douleurs commencent à se renouveler depuis le pied jusqu'à l'aine, en suivant le trajet du nerf saphène. Ce sont d'abord des fourmillements, des crampes, ou de l'engourdissement dans tout le côté interne de la jambe ; puis de temps en temps surviennent des élancements rapides comme des éclairs. (Suit une description des points douloureux). Les phénomènes sont identiques dans les deux jambes, les douleurs sont seulement plus vives à gauche.

Traitement. — Le malade est soumis aux injections sous-cutanées de sulfate d'atropine au centième. Les douleurs diminuent dès la seconde et au bout de huit jours elles ont complètement disparu. J'ai revu le malade cinq mois après, il n'y a pas eu de récidive.

Valleix cite également deux cas de névralgie lombo-abdominale double et symétrique. Le même auteur rapporte encore que chez quatorze sujets on a observé des sciatiques doubles ; il est malheureux qu'on ne puisse savoir si parmi ces individus il ne s'en trouvait pas de diabétiques.

Il est des cas où la névralgie, primitivement unilatérale, devient ensuite double : un homme entre dans le service de M. Lasègue pour une sciatique du côté droit ; quelques jours après, le nerf sciatique gauche est également le siège d'une névralgie ; mais, entre ces deux phénomènes, il s'est produit du côté de la vessie et du rectum des irradiations douloureuses et du ténesme (1). Ces manifestations au niveau des organes pelviens ont ici une grande valeur, car ils nous montrent une participation manifeste des centres. Dans le cas que nous venons de citer, et dont l'observation complète nous manque, il nous semble qu'il serait difficile d'admettre que chaque nerf sciatique ait été lésé isolément par une simple coïncidence. Il est plus probable qu'une irritation, dont la cause ne nous est pas connue, a atteint le noyau d'origine du nerf sciatique droit ; que de là, par propagation de voisinage, elle a gagné le segment de la moelle donnant naissance aux racines se rendant, par l'intermédiaire du plexus hypogastrique, à la vessie et au rectum, et que cette même irritation est parvenue de proche en proche jusqu'au noyau d'origine du nerf sciatique gauche. D'après cette hypothèse, nous aurions une névralgie d'origine primitivement centrale, et restant localisée aux centres, tout en gagnant des parties plus ou moins éloignées du point d'abord atteint.

L'on pourrait encore donner une autre explication. Supposons que le sciatique droit soit atteint d'une névralgie due ou à une congestion du nerf ou à une névrite. Par voie ascendante, l'irritation se propage jusqu'au noyau d'origine du nerf dans la moelle, et de là, comme dans l'hypothèse précédente, gagne le côté

(1) Gazette des hôpitaux, 1875, p. 994.

gauche d'où elle provoque des irradiations douloureuses dans la sphère du nerf sciatique gauche.

Ce fait nous servira de transition à l'étude des *névralgies réflexes*.

Si l'on irrite un nerf vers la périphérie, il y aura transmission ascendante de la douleur, qui sera perçue au centre, mais rapportée par le sensorium à la périphérie, c'est-à-dire au point irrité. Il pourrait se produire un autre phénomène : l'irritation étant parvenue par voie centripète jusqu'au noyau d'origine du nerf lésé, peut gagner de proche en proche d'autres régions des centres, atteindre ainsi des noyaux plus ou moins éloignés et déterminer des irradiations douloureuses sur le trajet des nerfs prenant naissance à ce niveau. Si, au lieu de provoquer l'irritation des nerfs, elle existe déjà sous l'influence d'un état pathologique antérieur, les mêmes phénomènes pourront se produire, et l'on verra apparaître une douleur dans une région quelquefois très éloignée du nerf primitivement atteint. Le plus souvent, cependant, ce seront les nerfs voisins qui seront le siège des irradiations. Telle est la névralgie réflexe.

Mais il peut se faire que le phénomène primitif, l'irritation centripète reste non douloureuse, et, par conséquent inconsciente (Tripier) (1). Malgré cela, les centres pourront subir une modification pathologique, et l'on aura une névralgie paraissant avoir son origine primitive à ce niveau, alors que réellement il s'agit

(1) Tripier. Loc. cit.

d'un phénomène secondaire. « Lorsque, dit Tripier, l'affection cérébrale est primitive, on a une algie centrique ; lorsqu'elle est consécutive à une transmission pathologique, effectuée par un nerf sensitif, on a une algie réflexe. » Le même auteur pense que les troubles circulatoires jouent un rôle important dans la production des névralgies réflexes, et il en voit une preuve dans la périodicité régulière ou irrégulière des phénomènes douloureux. Si les nerfs de la vie animale peuvent être affectés sans produire de sensation douloureuse, à plus forte raison en sera-t-il de même pour les nerfs de la vie organique. L'on doit considérer comme réflexes un grand nombre de névralgies s'observant dans les maladies de l'utérus, du rectum, de la vessie, du testicule, etc.

Bassereau (1), le premier, avait insisté sur la fréquence des névralgies intercostales chez les femmes atteintes de lésions utérines (24 fois sur 30). A mesure que l'affection utérine diminuait les douleurs intercostales s'affaiblissaient. Il avait même constaté un point douloureux sur le col, situé à droite ou à gauche, suivant que la névralgie affectait l'un ou l'autre côté. Cette thèse a été reprise depuis par d'autres auteurs, et l'on a remarqué que les névralgies iléo-lombaires, sciatiques et même faciales, pouvaient coïncider chez les femmes avec les affections des organes génitaux. Il en serait de même chez l'homme dans le cas d'orchi-

______

(1) Bassereau. Essai sur la névralgie des nerfs intercostaux. Th. Paris, 1840.

épididymite et de blennorrhagie. Le Dr Lebailly (1) a
surtout insisté, dans sa thèse, sur la névralgie iléo-
lombaire symptomatique des lésions utérines ; la plupart du temps, il s'agirait d'une métrite soit catarrhale,
soit parenchymateuse. Quoi qu'il en soit, ces névralgies
propagées à distance ne peuvent s'expliquer que par
l'intervention des centres, d'après le mécanisme que
nous avons déjà indiqué.

Mais il n'y a pas que les lésions de l'utérus, de ses
annexes et des organes génitaux chez l'homme qui
déterminent des névralgies réflexes. Les cas de M. le
professeur Verneuil sont assez intéressants pour que
nous nous y arrêtions ici quelques instants : « en cas de
blessure d'un tronc nerveux dans sa continuité, dit-il,
on trouve naturel que la douleur soit rapportée aux
terminaisons de ce tronc ; mais on s'explique moins
bien comment la lésion d'un nerf fait naître des sensa-
sations douloureuses sur le trajet d'un autre nerf plus
ou moins voisin à la vérité, mais néanmoins absolument respecté par l'agent vulnérant ; il faut ici faire
intervenir déjà la théorie des névralgies réflexes. Quoi
qu'il en soit de l'explication, le fait existe ; il est même
fréquent (2). » Parmi les diverses manifestations de la
névralgie secondaire précoce, nous ne retiendrons que
les suivantes : tantôt la douleur *à distance*, réflexe, coïn-
cide avec la douleur locale du foyer traumatique et avec

(1) Lebailly. De la névralgie iléo-lombaire symptomatique. Th. Paris.
1881.

(2) Verneuil. Des névralgies traumatiques secondaires précoces. Archives générales de médecine, 1874.

l'irradiation périphérique ; tantôt, il n'y a qu'une douleur locale et une névralgie à distance ; d'autrefois enfin, l'on constate l'absence de manifestation douloureuse locale et phériphérique ; la névralgie à distance seule existe. Cette dernière espèce correspond à l'algie réflexe de Tripier, sans conscience de l'excitation initiale.

Il semble bien que dans ce cas il s'agit d'une intervention et d'un point de départ central sans participation du nerf périphérique, puisque ce nerf n'est nullement douloureux à la pression et est absolument indemne de lésion. D'après M. Vulpian, il n'y aurait pas action réflexe dans tous les cas de névralgie que nous venons de citer. Une excitation gagne bien le centre, mais elle ne se rend pas ensuite à la périphérie ; s'il existe une douleur sur le trajet des nerfs, c'est en vertu de la loi des sensations rapportées à la périphérie ; et ces névralgies réflexes seraient en résumé d'origine centrale. Mais qu'on les appelle réflexes, sympathiques ou névralgies à distance, ce qu'il faut retenir ici, c'est l'intervention des organes centraux dans leur production.

Nous voulons, avant de terminer ce travail, dire quelques mots des points douloureux décrits par Valleix. Ces points ont été le sujet de vives critiques, et l'on reconnaît aujourd'hui qu'ils n'ont pas l'importance que leur attribuait l'auteur du traité des névralgies ; ils sont, en effet, fort contestables. Pour les déterminer, Valleix s'est basé sur des considérations anatomiques, plutôt que sur l'observation des faits. Romberg prétend que la pression exercée sur le trajet d'un nerf, dans le cas de névralgie, ne détermine point de douleur, mais qu'elle contribue au contraire à la calmer.

Des observateurs consciencieux tels que Schuh, Hasse, Eulenburg, affirment ne pas avoir trouvé ces points douloureux. M. Rigal pense que leur existence n'est pas constante, on les rencontrerait à peine dans la moitié des cas. Le Dr Mora, parlant des irradiations douloureuses qui surviennent dans les cas de rhumatisme spinal, dit que les nerfs qui en sont le siège ne sont pas sensibles à la pression. L'absence de ces points est encore signalée par M. Verneuil dans son mémoire sur les névralgies secondaires précoces. Ils font également défaut dans les cas de névralgies survenant à la suite des compressions intra-rachidiennes (Charcot), ils sont très rares dans les névralgies multiples et diffuses. Ces faits semblent déja indiquer que les points de Valleix n'existent pas quand la lésion remonte assez haut. Lorsqu'il s'agit de lésions centrales ou plexiques, les nerfs périphériques la plupart du temps ne sont le siège d'aucune altération, il n'y a même pas d'irritation ; les douleurs perçues sur leur trajet leur sont complètement étrangères. Comment alors admettre que la pression modérée, sur ce nerf absolument sain, soit douloureuse ? L'hyperesthésie tégumentaire est un phénomène assez fréquent dans les cas de lésions centrales, et si l'on presse légèrement sur la peau, l'on peut alors déterminer une douleur quelquefois assez vive. Mais, ce ne sont pas là des points douloureux, car la pression est non seulement sensible sur le trajet des troncs nerveux, mais encore sur la surface cutanée de toute une région. Ordinairement, quand on procède à la recherche de ces points, l'on essaye de les provoquer dans les endroits déterminés à l'avance ; l'on demande au malade s'il ressent une impression douloureuse ; répond-il négativement, l'on appuie plus fort ; il arrivera presque nécessairement qu'à la suite de cette insistance, il se produira une douleur que le patient accusera immédiatement, et dont on se contentera quelquefois. Certaines femmes à peau délicate et sensible accusent encore une douleur pour ainsi dire au moindre attouchement. Dans tous ces cas, évidemment, il ne s'agit pas de véritables points douloureux. Il n'existent, selon nous, bien réellement que lorsqu'on est en présence de névralgies liées à certaines lésions congestives ou inflammatoires des nerfs eux-mêmes. Dans toutes les régions où le tronc nerveux altéré sera accessible, l'on pourra y déterminer alors une douleur par la pression.

Si le nerf est superficiel dans une assez grande étendue, l'on trouvera non pas un seul point, mais une série continue de points, une véritable *ligne douloureuse*, comme par exemple dans les cas de sciatique névrite. Au-dessus et au-dessous de la lésion, ils feront complètement défaut. Nous serions donc porté à croire que les points douloureux de Valleix sont relativement rares, et lorsqu'ils existent véritablement sur le trajet d'un nerf, ils sont l'indice d'une névralgie d'origine périphérique.

Pour résumer cette troisième partie de notre sujet, nous dirons que, si dans un certain nombre de ces névralgies, l'on peut affirmer l'existence d'une lésion centrale, dans beaucoup de circonstances il faudra être plus réservé et indiquer simplement la possibilité de cette modification des centres. L'irritation spinale (congestion ou anémie des centres) joue un rôle important dans la production de ces affections ; mais au-dessus de tout il faut placer la prédisposition, le nervosisme. L'arthritisme, l'herpétisme, le syphilisme, la diathèse urique, le diabète ont également une action incontestable, mais leur mode d'action est encore resté inconnu. Citons enfin la compression dont le mécanisme est plus évident, ainsi que les diverses maladies de la moelle et de ses enveloppes.

CONCLUSIONS.

1° Toute névralgie est symptomatique, et résulte soit d'un état local, soit d'une maladie générale.

2° Il existe une lésion constante tantôt légère et par conséquent souvent inappréciable, tantôt assez prononcée et reconnaissable soit à l'œil nu soit au microscope.

3° On peut établir une classe de névralgies exclusivement périphériques. Dans ces névralgies, la plupart du temps l'altération du nerf est manifeste et dévoilée par les troubles trophiques des muscles et des téguments ; d'autrefois, cette lésion a été constatée de visu, soit à l'autopsie, soit après la résection ou l'arrache-

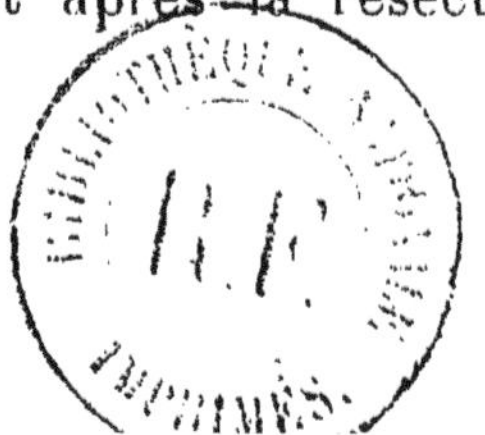

ment du nerf malade. Ces névralgies périphériques sont le plus souvent bien limitées.

4° Il est rationnel d'admettre une division spéciale pour les névralgies des paires rachidiennes et des plexus. Ces névralgies sont caractérisées par la diffusion des phénomènes douloureux et par l'absence d'un point apophysaire.

5° Il existe une classe de névralgies d'origine centrale, dont les phénomènes principaux sont : l'existence d'une douleur rachidienne apophysaire ; la diffusion des irradiations douloureuses, la mobilité et la multiplicité de ces manifestations périphériques. Elles reconnaissent pour cause une prédisposition spéciale, nervosisme ; peuvent être le résultat d'une maladie générale, ou d'une altération locale, permanente ou non, des centres nerveux.

INDEX BIBLIOGRAPHIQUE.

Cotugno. — Commentarius de ischiade nervosa. Neapol, 1764.

Méglin. — Recherches sur la névralgie faciale. Strasbourg, 1816.

Nicod. — Obs. de névralgies thoraciques. Journ. de méd. et chirurg., 1818.

Player. — On irritation on the spinal nerves. Quaterly Journ. of med. Sc., 1821.

Chaussier. — Tableau synoptique des névralgies. Paris, 1882.

Descot. — Dissertation sur les affections locales des nerfs. Paris, 1825.

Brown. — On irritation of the spinal nerves. Glasgow med. Journ., 1828.

Darwall. — On some forms of cerebral and spinal irritation. Middland med. Reporter, 1829.

Jacob. — Dissertation sur la névralgie considérée en général et dans ses différentes espèces. Th. Paris, 1829.

Chastanier. — Dissert.... id.... Th. Paris, 1831.

Parrish. — Remarks on spinal irritation. Americ. Journ. of med. Sc., 1832.

Piorry. — Mémoire sùr les névralgies et leur traitement. Paris, 1833.

W. Stilling and D. Griffin. — Obs. on the functional affections on the spinal cord. London, 1834.

Jolly. — Art. Névralgie du Dict. de méd. et chir. pratiques, 1834.

Chaponnière. — Essai sur le siège et les causes de la névralgie de la face. Paris, 1835.

Ollivier (d'Angers). — De la moelle épinière et de ses maladies, 3e édit. Paris, 1837.

Brodie. — Lectures illustrative of certain local Nervous affections. London, 1837.

Stilling. — Untersuchungen über die Spinalirritation. Leipzig, 1840.

Bassereau. — Essai sur la névralgie des nerfs intercostaux. Th. Paris, 1840.

James. — Des névralgies et de leur traitement. Paris, 1841.

Valleix. — Traité des névralgies. Paris, 1841.

Turck. — Abhandlung über Spinalirritation nach eigenen Beohachtungen. Wien., 1843.

Baruch. — Natur und Peandlung der Ischias. Oest. med. Jahrb., 1845.

Grisolles. — Journal des Conn. méd. chirurg., 1845.

GRIFFIN. — Med. and physiological Problems. London, 1845.

VALLEIX. — De la névralgie générale. Union méd. et Bull. de thérapeut., 1848.

BEAU, — De la névrite et de la névralgie intercostales. Archiv. de méd., 1847.

BASSEREAU. — Des névralgies lombo-abdominales considérées comme symptomat. des mal. de l'utérus. Union mod., 1850.

BÉRARD. — Dictionnaire en 30 vol.

MARROTTE. — Sur les névralgies périodiques. Arch. gén. de méd., 1852.

LECLERC. — De la névralgie générale. Th. Paris, 1852.

DESMAISONS. — De l'irritation spinale. Journ. de méd. de Bordeanx,

FULLER. — On Reumatism, Gout and Sciatica. London, 1852.

PIORRY. — Bulletin de l'Académie de médecine, 1853.

WUNDERLICH. — Spinalirritation, in Handb. der Pathologie und Therapie. Stuttgart, 1854.

BASTIEN et VULPIAN. — Mém. sur les effets de la compression des nerfs. Comptes rendus de l'Acad. des sciences, 1855.

FONSSAGRIVES. — Mém. sur la névralgie générale. Arch. gén. de méd,. 1856.

BOUCHUT. — Du nervosisme. Paris, 1858. (2e édition, 1877.)

LUSSANA. — Monogr. delle Neuralgie bracchiali. Milano, 1859.

SANDRAS et BOURGUIGNON. — Traité pratique des maladies nerveuses. Paris, 1862.

AXENFELD. — Des névroses, in Pathol. de Requin. Paris, 1863.

WOILLEZ. — Névralgie cervico-brachiale. Gaz. des hôpitaux, 1863.

GUBLER. — Gaz. des hôp., 1864.

LASÈGUE. — Considérations sur la sciatique. Arch. gén. de méd., 1864.

NÉLATON. — Névralgie du trifacial. Bull. de thérapeut., 1864.

TROUSSEAU. — Union médicale, 1864.

FULLER. — Clinical Lectures on Sciatica. The Lancet, 1864.

ROSENTHAL. — Neuralgia Ischiadica. Wiener Allg. med. Zeits., 1864.

VAN LAIR. — Des névralgies. Journ. de méd. de Bruxelles, 1865.

PECHEDIMALDJI. — Des névralgies congestives. Th. Paris, 1867.

D'AXTHREY. — Consid. sur la névralgie lombo-abdominale. Th. Strasbourg, 1867.

BENEDIKT. — Ueber Neuralgien. Wochenschr. der Wiener Aerzte, 1867.

THOMPSON. — On facial Neuralgia. Glasgow med. Journal, 1867.

WITTMANN. — De la non-identité de l'hystérie et du nervosisme. Th. Strasbourg, 1868.

HABERSHON. — Cerebro-spinal irritation. The Lancet, 1868.

HASSE. — Krank. des Nervensystems, 1869.

CANTANI. — Lezione sulla nevralgia. Il Morgagni, 1869.

VITALI. — Considerazioni sulla sciatica. Ann. univ. di med., 1869..

NOTHNAGEL. — Trophische Storungen bei Neuralgien. Archiv. fur Psychiatrie, 1869.

LENDER. — Die Points Valleix's und ihre Ursachen. Leipzig, 1869.

TRIPIER. — Pathogénie d'une classe peu connue d'affections douloureuses. Arch. gén. de méd., 1869.

BOUSSEAU. — Obs. de névralgie du nerf saphène interne. Gaz. des hôp., 1869.

CHAUSSY (Louis). — Étude sur la névral. du membre supérieur. Th. Paris, 1869.

MAURIAC. — Études sur les névralgies symptomatiques de l'orchi-épididymite blennorrhagique. Th. Paris, 1870.

HAMMOND. — Spinalirritation. New-York med. Record, 1870.

ANSTIE. — Neuralgia and the diseases that resemble it. London and New-York, 1871.

KRISHABER. — De la névropathie cérébro-cardiaque. Paris, 1872.

PHILIPS. — Spinalirritation. Philad. med. and surg. Journ., 1872.

RIGAL. — Causes et pathogénie des névralgies. Th. de concours, Paris, 1872.

DUPONT. — Réflexions sur le caractère essentiel de la névralgie. Paris, 1872.

WARTHON-SINKLER. — Cases of neuralgia. Philad. med. Times, 1872.

ABADIE, DOLBEAU. — Névralgie de la face avec glaucome. Gaz. hôp., 1872.

LAWSON. — Sciatica, Lumbago and Brachialgia. London, 1872.

OLLIVIER. — Contribution à l'étude des névralgies réflexes d'origine traumatique. Paris, 1873.

WOOD. — Trigeminal neuralgia. Philad. med. Times, 1873.

VILLEMIN. — Art. Rachialgie. In Dict. encycl. des sc. méd., 1873.

MALMSTEN. — Fall of neuralgia bilateralis nerv. circumflex humeri. Upsala läk. fören för., 1873.

REVILLOUT. — Les points de côté. Gaz. hôp., 1873.

KOCHER. — Fäll von neuralgie gebeilt durch Nerven resection. In Schweiz Corresp. Blatt., 1873.

ROUX. — Étude hist. et crit. sur l'irritation spinale. Th. Paris, 1874.

PETER. — Névropathie cérébro-cardiaque. In Clinique de Trousseau. Paris, 1874.

ARMAINGAUD. — Bordeaux médical, 1874.

ARLOING et TRIPIER. — De la sensibilité récurrente. Gaz. hebd. de méd. et chirurgie, 1874.

VULPIAN. — In Préface de Weir Mitchell. Trad. Dasire, 1874.

VERNEUIL. — Des névralgies traumatiques secondaires précoces. In Arch. gén. de méd., 1874.

DUPLOUY. — Obs. de névral. avec point apophysaire guéries par applications de vésicatoires. Bordeaux méd., 1875.

BONNEMAISON. — Névralgies en général. In Essai de clinique méd. Toulouse, 1874.

BORNE. — Étude hist. et critique sur les névral. du membre supérieur. Th. Paris, 1875.

LANDOUZY. — De la sciatique et de l'atrophie musculaire qui peut la compliquer. Arch. gén. de méd., 1875.

CARTAZ. — Des névralgies envisagées au point de vue de la sensibilité récurrente. Th. Paris, 1875.

OUSPENSKY. — Essai sur la pathogénie des névralgies. Progrès méd., 1876.

MORA. — De la localisation spinale du rhumatisme. Th. Paris, 1876.

GRASSET. — Physiol. pathol. des névralgies. Montpellier méd., 1877.

HALLOPEAU. — Article Névralgie du Dict. de médecine pratique.

LEREBOULLET. — Article Névralgie du Dict. encyclopédique des sciences médicales.

ROSENTHAL. — Traité clinique des maladies du système nerveux. Trad. Lubansky. Paris, 1877.

PINGAUD et CHARVOT. — Scapulalgie. Dict. encycl. des sc. méd., 1879.

VULPIAN. — Névralgies iléo-lombaires. In Hist. clin. méd. hôpital Charité, 1879, 318-317.

— Tic douloureux de la face. Ibid., p. 620. — Névrite du nerf cubital droit; atrophie musculaire. Ibid., 919.

WEIR. — Trigeminal Neuralgia. Arch. of med. New-York, 1879.

SAVOYE. — Observation de névralgie de la cinquième paire. France méd., 1879.

WALKER. — A case of trigeminal neuralgia caused by syphilis. Arch. of med. New-York, 1880.

STAINFORTH. — Thoracalgie spinale. Arch. méd. Belge. Bruxelles, 1880.

HUGHES. — Central lesions in neuralgia. Saint-Louis, 1879-80.

CHARCOT. — Leçons sur les maladies du système nerveux, t. II. Paris, 1880.

METTAS — Essai sur la localisation spinale du rhumatisme. Th. Paris, 1881.

FORST. — Contrib. à l'étude clinique de la sciatique. Paris, 1881.

TUFFIER. — Névralgie faciale. Névrite du nerf dentaire inférieur. France méd., Paris, 1881.

LEBAILLY. — De la névralgie iléo-lombaire symptomatique. Paris, 1881.

BLUM. — De l'arrachement du nerf sous-orbitaire. Bull. et Mém. de la Soc. de chir., Paris, 1882.

Holst. — Neuralgia des Trigeminaus, geheilt durch Amputation des Vaginalportion. St-Petersb. med. Wochenschr., 1882.

Hutchinson. — A clinical lecture on the nature of what is called sciatica. Med. Times and Gaz. Lond., 1882.

Leven. — La maladie cérébro-gastrique, 1882.

Bouchard. — Maladies par ralentissement de la nutrition. Paris, 1882.

Burseaux. — De la résection du nerf sous-orbitaire dans la névralgie faciale rebelle. Paris, 1882.

Ozenne. — Névralgie sous-orbitaire, arrachement, guérison. France médicale, 1882.

Héon. — De la névralgie circonflexe ou axillaire. Paris, 1882.

Bernard et Féré. — Des troubles nerveux chez les diabétiques. Arch. de neurologie, 1882.

Charcot. — Sciatique double chez une cancéreuse. Progrès méd., 1883-

Mouchet. — Élongation du nerf dentaire inférieur droit pour une névralgie rebelle, guérison. Bull. et Mém. de la Soc. de chirurgie, 1883.

Paris. — A. Parent, imprimeur de la Faculté de médecine, A. Davy, successeur, 52, rue Madame et rue Monsieur-le-Prince, 14.

9 782014 082760